처음시작하는
오가닉
ORGANIC LIFE
라이프

MY ORGANIC NOTE: KOKOCHIII KURASHI DE KAWARU KOKORO TO KARADA
by Emi Kanda
Copyright ⓒ Emi Kanda 2015
All rights reserved.
Original Japanese edition published by WANI BOOKS Co., LTD
Korean translation copyright ⓒ 2016 by Simple Life
This Korean edition published by arrangement with WANI BOOKS Co., LTD,
through HonnoKizuna, Inc., Tokyo, and BC Agency

이 책의 한국어판 저작권은 BC에이전시를 통한 저작권자와의 독점계약으로 심플라이프에 있습니다.
저작권법에 의해 한국 내에서 보호를 받는 저작물이므로 무단전재와 복제를 금합니다.

처음 시작하는
오가닉 라이프
ORGANIC LIFE

몸속부터 건강해지는 '따라하고 싶은 45가지' 습관

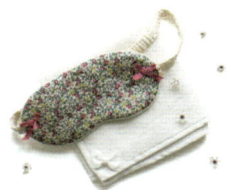

간다 에미 지음 · 이지수 옮김

심플라이프

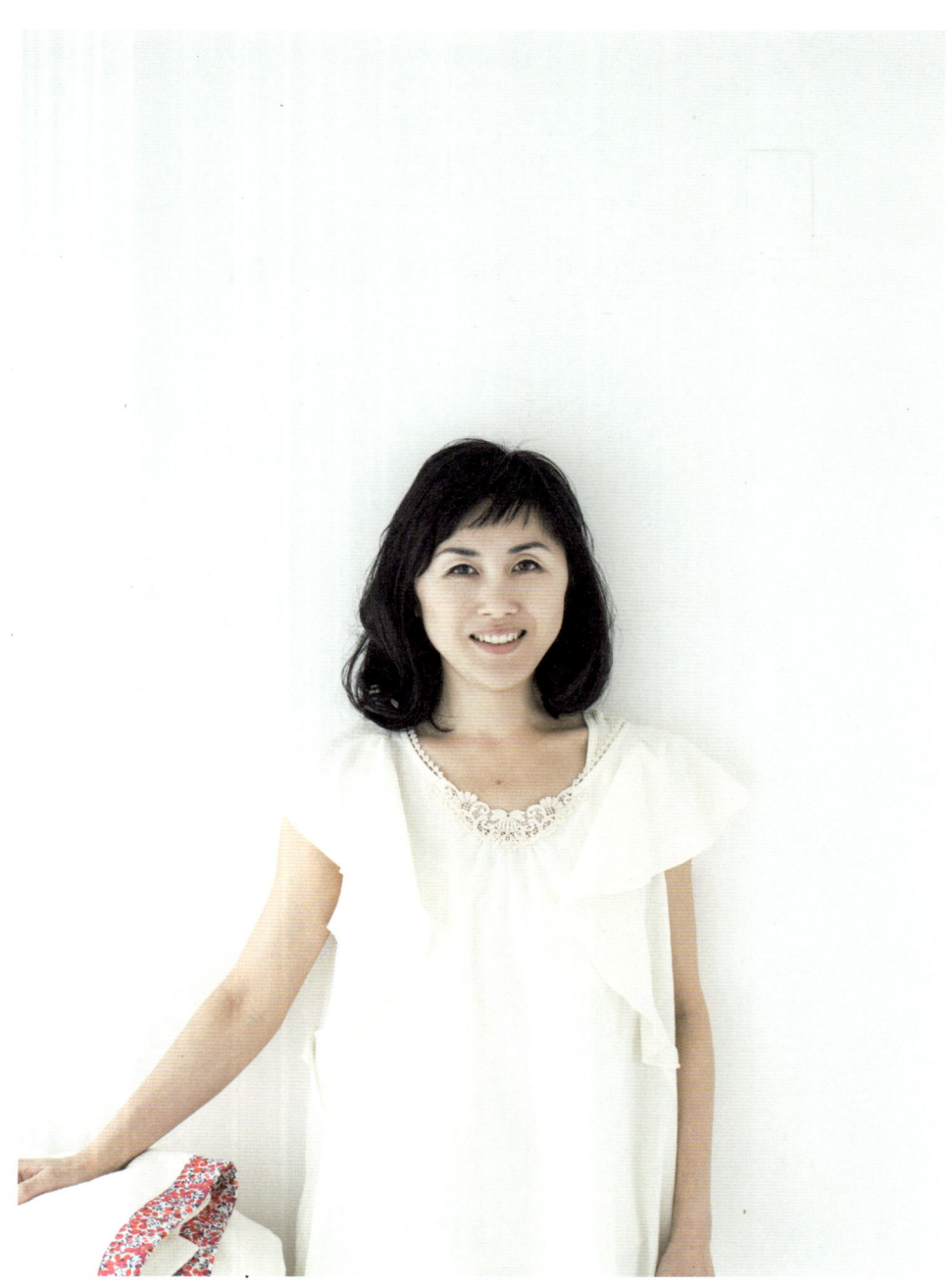

PROLOGUE

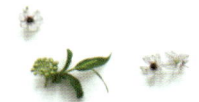

오가닉 라이프란 어떤 생활일까요?
'기분 좋고 아름다우며
몸이 편안해지고 마음이 안정되는 느낌'.
예전에 저는 결코 몰랐던 감각입니다.
하지만 지금은 일상이 되었지요.
아세요?
스스로 선택해서 먹은 것이 우리의 몸을 만들고,
보는 것, 입는 것이 우리의 감각을 연마합니다.
'우리가 고른 모든 것'은 우리 자신을 만드는 기본이 됩니다.

정보와 물자가 넘치는 요즘은 '무엇을 고를지'가 특히 중요한 시대입니다.
오가닉 라이프란, 간단히 말해 '질 좋고 심플한 물건을 고르는 것'.
그것만으로 몸도 마음도 차츰 바뀌니까요.
먹고, 입고, 마시고, 고르고, 사용하는 것까지
제가 실제로 체험하고 느낀,
건강해지고 예뻐지는 오가닉 라이프의 비결을 이 책에 담았습니다.
이 책을 통해 언제나 좋은 순환 속에서
지낼 수 있게 되기를 바랍니다.

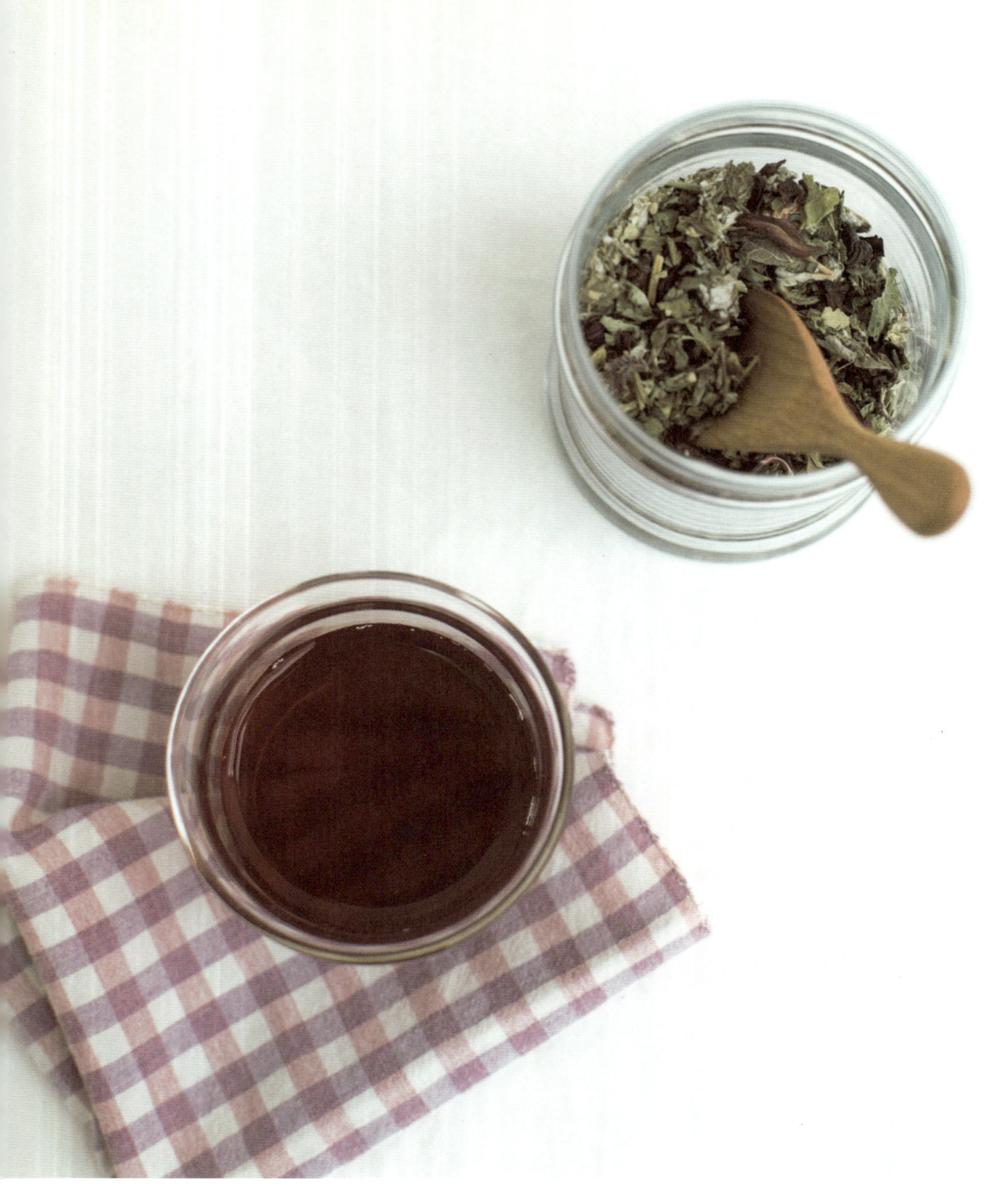

Contents

PROLOGUE   5

PART ONE
편안하게 생활하기

오가닉 라이프를 만나다   15
점점 바뀌는 몸과 마음   18
피부에 닿는 물건은 질 좋은 제품으로   21
수면의 질을 바꿔준 나이트드레스   22
여성의 운을 북돋워주는 생활   26
오가닉 순환 속에 있는 나   28

PART TWO
올바르게 먹기

무엇을 어떻게 먹을까   34
몸을 디톡스하고 정돈하기   37
매크로비오틱으로 건강한 식생활을   38
자연의 힘으로 만드는 효소 주스   42
발효 식품으로 위장을 건강하게   46
유제품 대신 두유·견과류·라이스밀크   49
식재료를 살린 요리법   51
건강한 몸을 만드는 조미료   56
상비해두면 좋은 식재료   60

SPECIAL GUEST 아름다워지는 식탁
모델 _야노 시호   64

PART THREE
아름답게 관리하기

내 최고의 컨디션을 아시나요?	77
몸과 마음은 이어져 있다	78
심호흡과 몸의 올바른 움직임	82
면역력을 높이는 냉증 대책	84
여성의 생리 주기 마주보기	86
맑은 피를 온몸에 순환시키기	89
민감한 부위야말로 화학물질 금지구역	90
여성을 지켜주는 란제리	93
아름다운 피부의 비결은 심플한 케어	94
피부에 순한 스킨케어	96
반짝이는 맨얼굴에 색 입히기	100
자연스럽고 아름답게	102
자궁과 직접 연결된 두피	104
건강한 두피를 위해	106

SPECIAL GUEST 경피독 이야기

헤어전문가 _마츠우라 미호	108

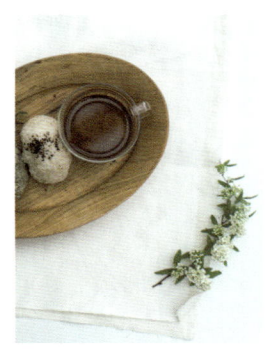
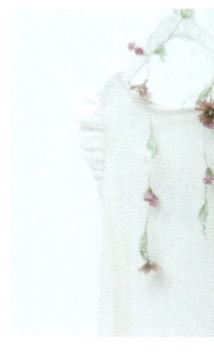

PART FOUR
평온한 마음

이상적인 여성상	116
인생을 바꾸는 수면의 힘	119
숙면하면 예뻐지고 젊어진다	123
스트레스 컨트롤하기	124
고요한 시간 가지기	127
지나치게 애쓰지 말고 용서해주기	128

SPECIAL GUEST 나와 마주보기
요가 마스터 _겐 하라쿠마 130

PART FIVE
건강하게 낳고 기르기

임신 전에 해두면 좋은 일	138
아기를 위한 몸 만들기	141
파트너와의 즐거운 관계	142
임신기를 어떻게 보낼까	143
엄마의 시작은 가슴케어	145
산후의 자기 계발	146
엄마와 아이를 위한 케어	150

SPECIAL GUEST 여성의 점액력 높이기
피토테라피스트 _모리타 아츠코 152

EPILOGUE 156
PRODUCT INDEX 159

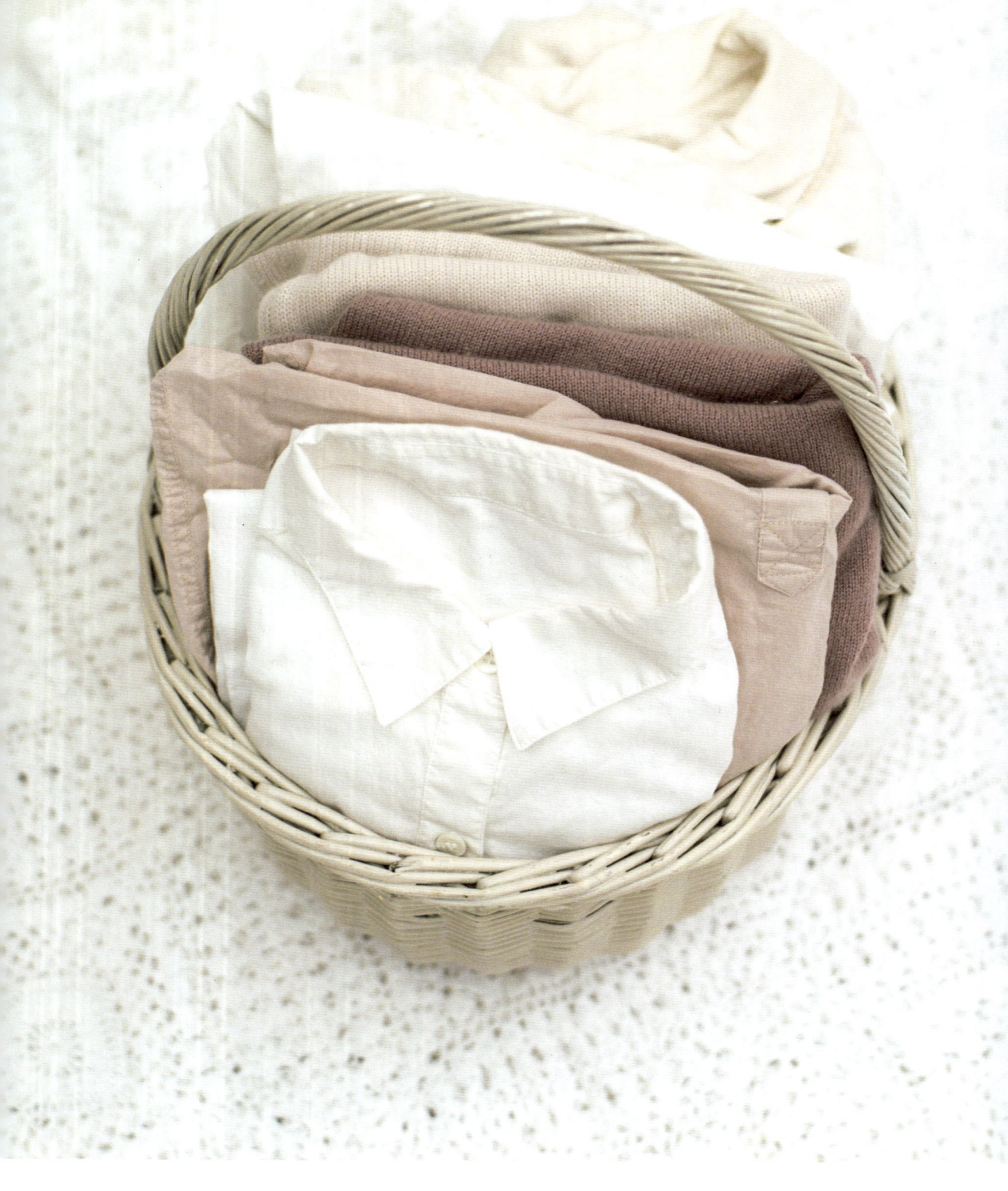

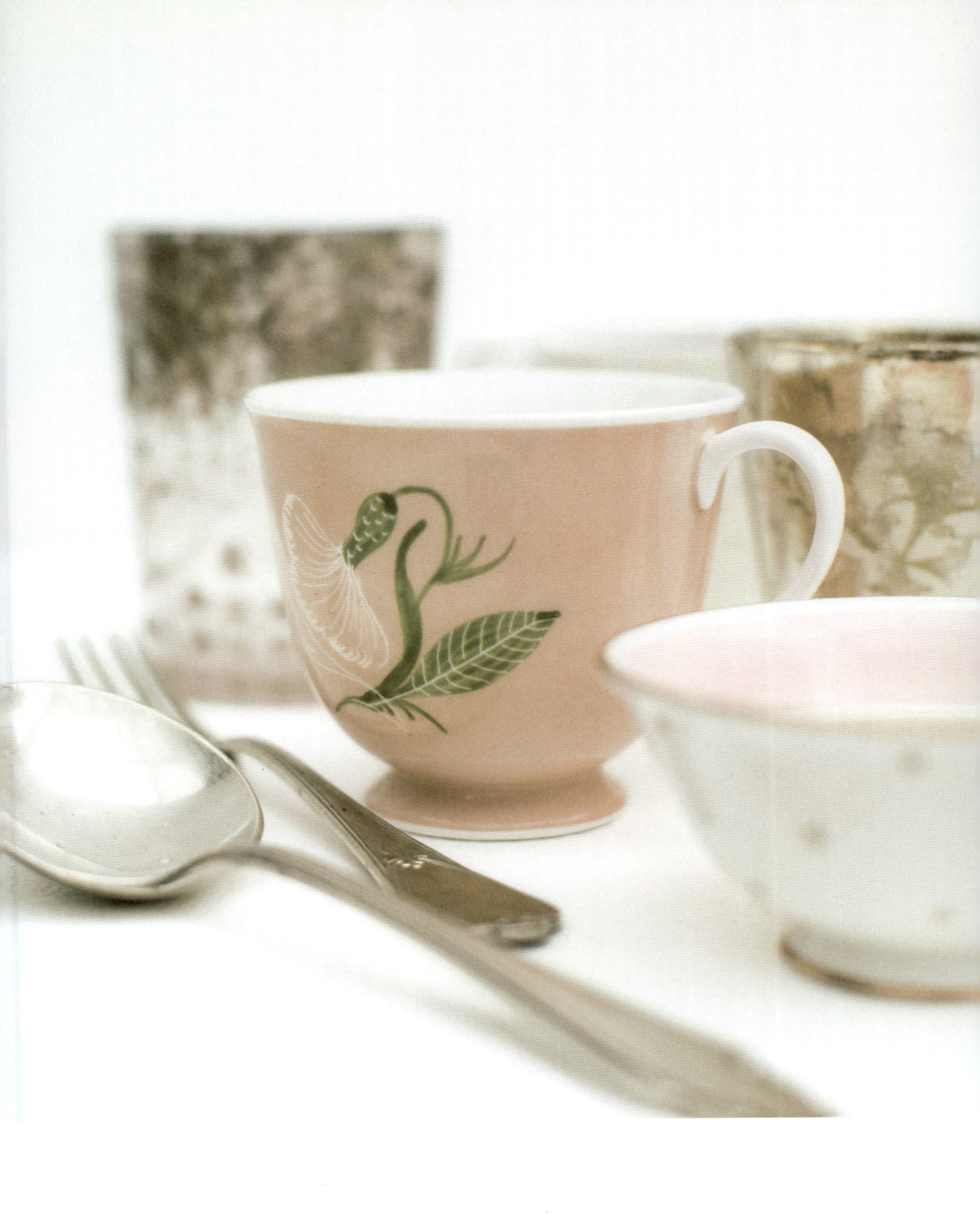

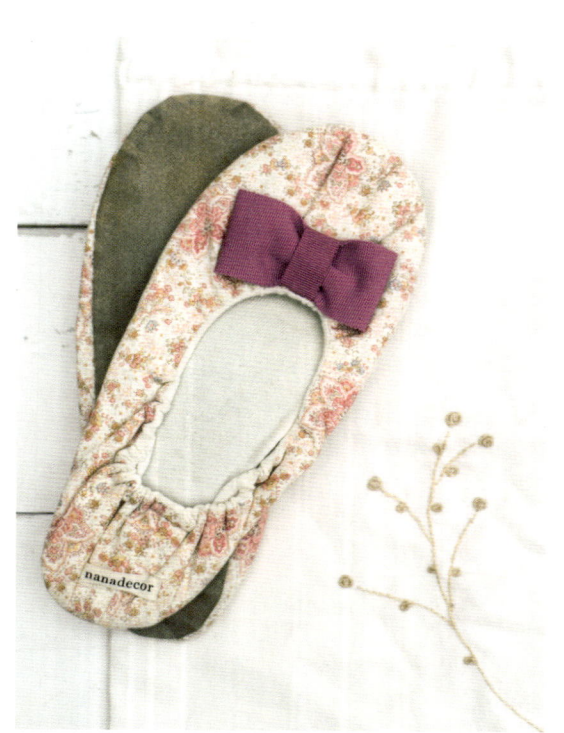
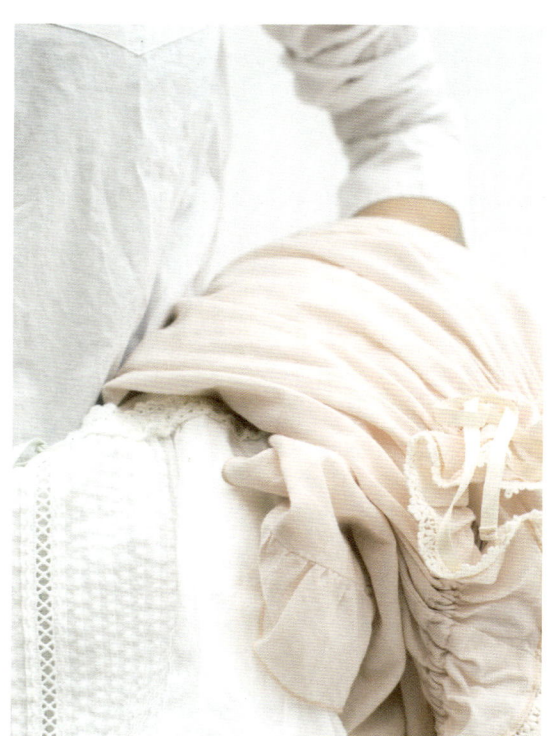

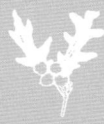

편안하게 생활하기
Relax days

몸과 마음이 편안해지는 생활이란 무엇일까요?
저는 오가닉 코튼으로 몸을 감쌌더니
저절로 스트레스가 풀리고 마음이 충만해졌답니다.
생활의 질을 높이려면 우선 스스로를 돌보는 일이 필요합니다.
오가닉 라이프로 더욱 건강하게,
넉넉한 사랑으로 스스로를 채워나가세요.

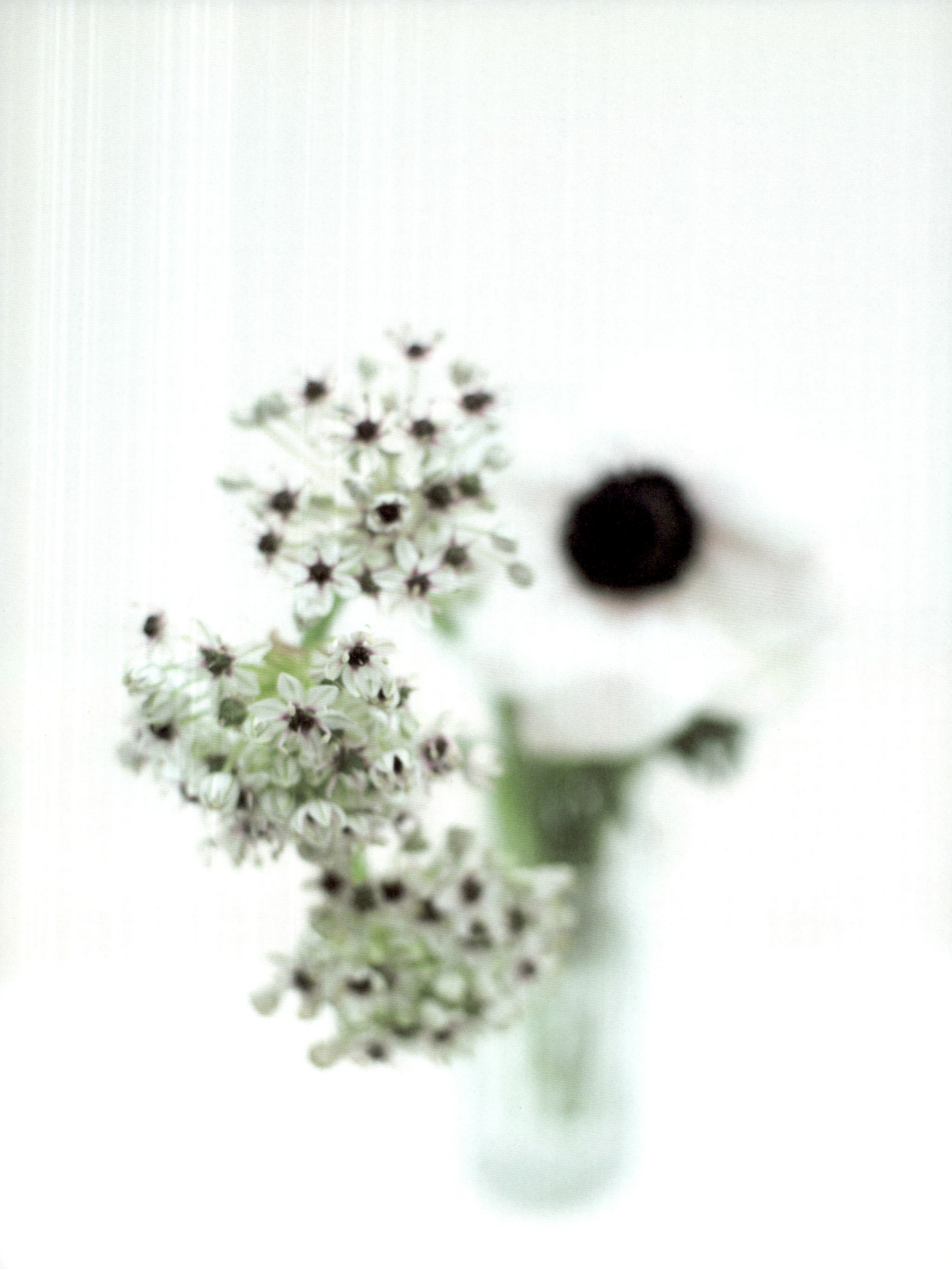

오가닉 라이프를 만나다

저는 현재 오가닉 코튼 브랜드 '나나데코르(nanadecor)'의 디렉터로 일하고 있습니다. 여러분께는 제가 예전부터 쭉 건강한 라이프 스타일을 추구해온 것처럼 보일지 모르지만, 실은 예전 제 생활은 지금과 정반대였답니다.

패션 잡지 편집자로 근무하던 시절엔 아침 일찍부터 촬영을 하고 밤늦도록 책상 앞에 앉아 일을 했지요. 마감이 가까워지면 동틀 녘까지 원고를 정리한 뒤에야 밥을 먹으러 가는 나날을 보냈습니다. 어깨 결림, 두통, 요통, 생리통을 늘 달고 지낸 것은 물론 식생활과 수면시간, 몸의 사이클 모두가 엉망진창이었어요.

월간지 편집일을 하면서 항상 책 3권을 동시에 진행했습니다. 매월 10개 이상의 기획을 담당했는데, 한 기획당 스태프가 10명 정도였으니 언제나 100명 이상의 사람들과 업무 연락을 주고받은 셈입니다. 점심 때는 현장에 나가거나 사전 미팅을 하고 밤에는 원고를 썼으니 당연히 머리가 터지기 일보 직전이었죠. 좌우지간 숨 가쁘게 달린 나날이었습니다.

독립한 뒤에도 프리랜서 에디터로 일하며 잡지와 서적, 국내외 브랜드의 광고와 카탈로그를 만들었는데, 그러다 보니 일과 사생활이 점점 하나가 되어버렸습니다.

일은 정말로 즐거웠지만, 그 무렵엔 왠지 모르게 늘 피곤해서 마사지를 즐겼어요. 일에 쫓기면서 쇼핑으로 스트레스를 풀고, 솜씨 좋은 마사지사가 있다는 소문을 들으면 곧바로 예약을 넣는 등 항상 외부에서 휴식을 찾았습니다.

그러던 중, 서핑과 요가를 통해 새로운 가치관을 접할 기회를 얻었습니다. 그리고 비건(완전 채식주의자)인 친구의 영향도 받아서 식사를 유기농 음식, 채식으로 바꾸었죠. 그러자 몸이 점점 가벼워졌습니다. 몸이 가벼워지자 마음까지 가벼워졌어요. 놀라운 일이었죠. 그 무렵 취재를 하면서 처음 오가닉 코튼을 알게 되었습니다. 바쁜 생활에 치이던 차에 부드러운 감촉이 위안이 되었는지, 걸친 것을 바꾸었을 뿐인데 딱딱하게 굳었던 몸이 부드럽게 풀리는 듯했어요. 포근한 오가닉 코튼으로 마음까지 평온해지는 느낌이었달까요.

'이 부드러운 감촉은 분명 바쁘게 살아가는 여성들에게 진정한 휴식을 줄 거야.'
오가닉 코튼의 매력에 빠져 사람들에게 알리고픈 편집자로서의 충동에 이끌려 여성용 잠옷 네 종류를 만든 것이 '나나데코르'의 시작이었습니다. 이 일을 시작하면서 스트레스나 컨디션 난조 등의 고충을 안고 살아가는 여성이 예상 외로 많다는 사실을 알게 되었죠. 그럴수록 제가 느낀 오가닉의 이점을 널리 알리고 싶었고, 그 생각이 점차 저의 사명이 되어 지금에 이르렀습니다.
오가닉에 대한 대중의 인식 변화에 따라 할 일은 갈수록 많아지지만 지금껏 건강하고 즐겁게, 또 충실히 일을 계속할 수 있었던 건 바로 오가닉 라이프 덕분입니다.

'몸과 마음을 건강하게, 언제까지나 생기 있고 활발하게.'
이런 좋은 순환 속으로 저를 이끌어준 건 순전히 오가닉 라이프 스타일입니다.

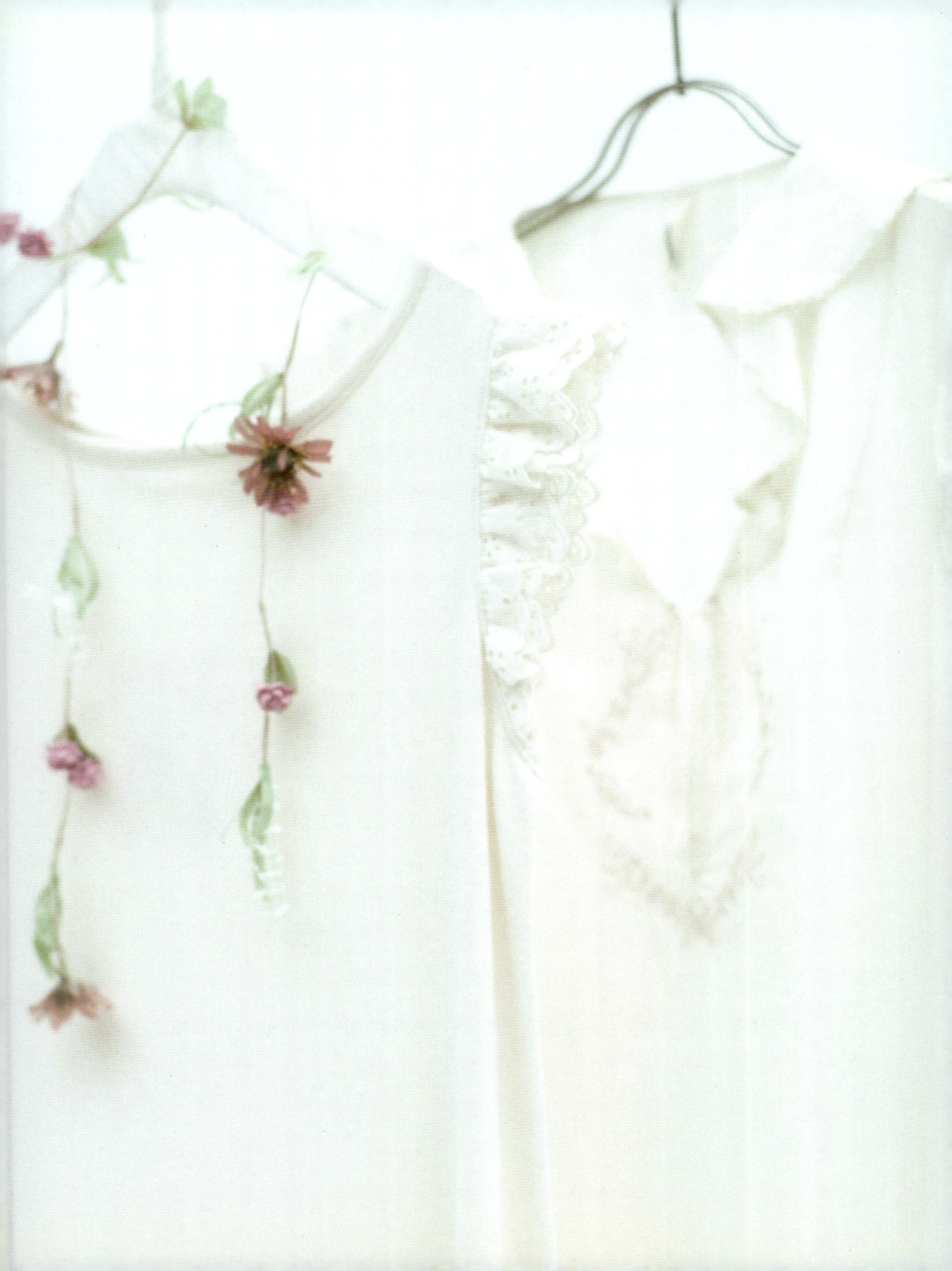

점점 바뀌는 몸과 마음

저를 비롯한 많은 사람들이 각자의 오가닉 라이프를 통해 처음엔 몸이, 그리고 서서히 마음이 바뀌었답니다.

음식을 첨가물이 없는 유기농으로 바꾸고 내 몸에 맞는 식사법을 찾기. 오가닉 코튼의 편안한 감촉으로 몸을 감싸고 긴장을 풀기. 요가나 조깅 등 내게 맞는 리프레시 방법으로 스트레스를 해소하기. 하나하나 살펴보면 간단한 일입니다. 평소의 시선에서 각도만 조금 바꾸면 또 다른 세계가 보이는 법이지요. 바쁜 생활 가운데서도 본인의 상태를 편안하게 유지할 수 있는 밸런스를 찾아보세요. 나의 가치관을 조금씩 자연의 시선으로 이동시키는 것. 그것은 곧 스스로에 대한 보상을 찾는 행동이기도 합니다.

예전의 저를 아는 사람들은 "요즘 상당히 여유로워 보입니다."라고 말합니다. 산더미 같은 업무를 마감일까지 해내려면 어떻게든 제 뜻대로 주변을 움직여야 하죠. 하지만 바쁘고 피곤하면 수면 부족으로 호르몬 균형이 깨지고, 그 탓으로 예민해지면 쉽게 화도 내고 자기중심적으로 변하기도 합니다. 이럴 때 바쁜 생활을 '충실한 생활'로 받아들일지, 아니면 '스트레스'로 받아들일지는 자신의 마음 상태와 동기 부여 여부에 달려 있습니다. 저는 지금 무척 바쁘지만 어느 때보다 충실한 삶을 살고 있다고 느낀답니다. 이렇게 몰두할 수 있는 일생의 일을 만난 건 큰 행운이죠.

이곳저곳 출장을 다닐 때나 출산 전후에도 변함없이 일에 몰두하는 저를 보고,

남들은 "역시 좋은 음식을 먹으면 다르구나."라며 감탄합니다. 하지만 그건 식생활 개선으로 감기조차 걸리지 않게 된 건강한 몸과 스트레스를 덤덤히 넘길 수 있게 된 마음 덕분입니다. 그런 몸과 마음에 힘입어 항상 생기 있고 활발하게 뛰어다닐 수 있는 거죠.

또 오가닉 코튼으로 몸을 감싸고 지내다 보니, 피부가 저절로 호흡하는 듯한 편안한 감촉에서 큰 기쁨을 얻게 되었습니다. 자연의 리듬에 따르는 생활이 쾌적하게 느껴졌지요.

낭비 없이 심플하게 지내고, 정성껏 만든 물건을 오래 사용하며, 나에게도 남에게도 환경에도 무리가 가지 않게 살아간다. 이런 오가닉 라이프를 실천하는 사람은 나이에 관계없이 누구나 빛이 나고 당당하며 생기가 넘칩니다. 저마다 추구하는 생활은 다르지만, 그 근저에 흐르는 아름답고 건강하게 지내기 위한 노력은 모두 같을 테니까요.

스트레스조차 활력으로 바꿀 수 있는 강인함을 지니고, 바쁜 환경에도 지지 않는 청량한 자신을 만들고 싶다면 우선은 '오가닉'의 감촉과 생활을 통해 스트레스에서 벗어나길 권합니다.

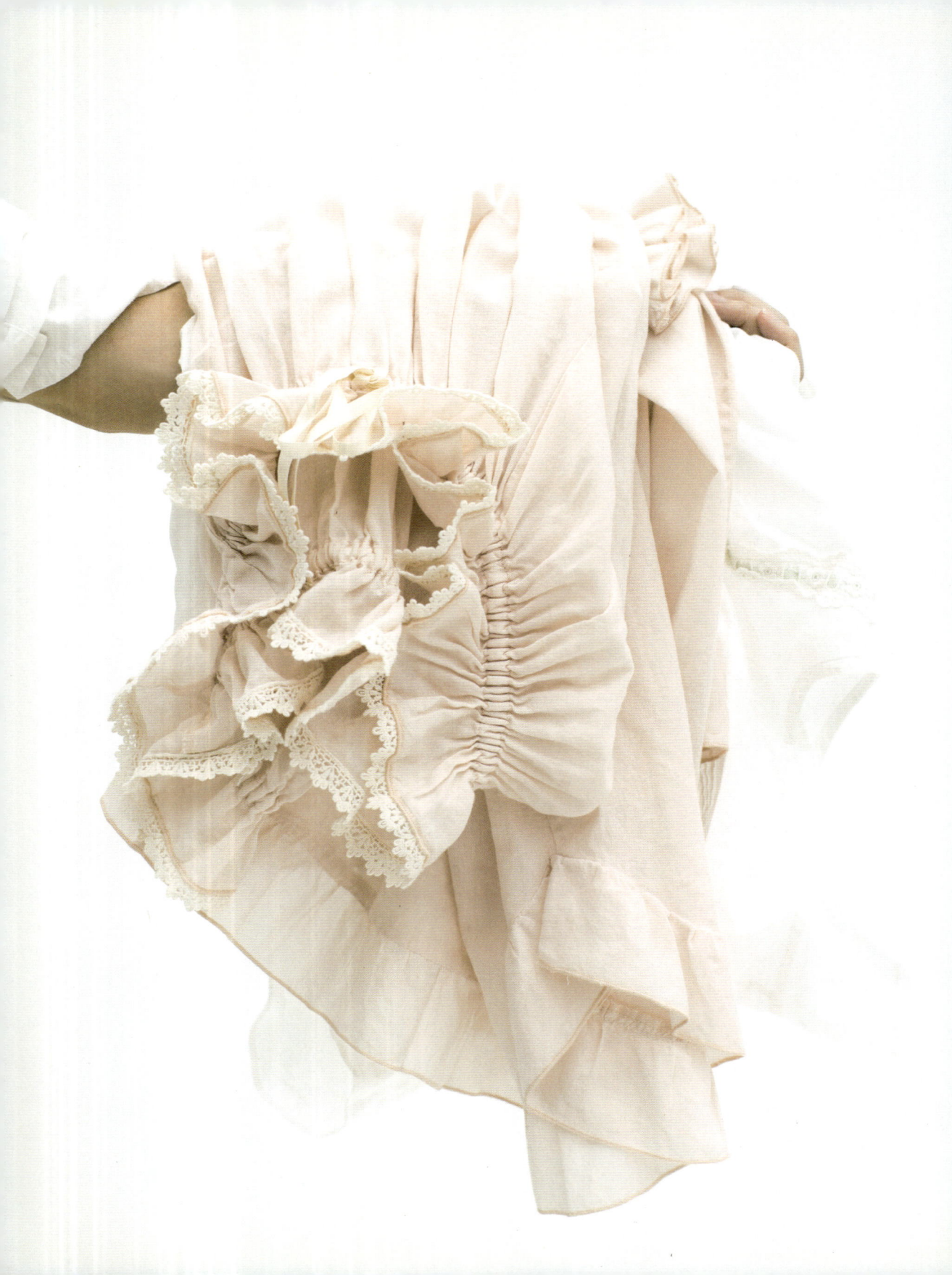

피부에 닿는 물건은 질 좋은 제품으로

저는 오가닉 코튼으로 스트레스를 치유한 사람 중 하나입니다. 바쁜 일상에 힘들고 지쳤을 때 오가닉 코튼을 만났고, 그 부드럽고 포근한 감촉이 주는 위안을 다른 사람에게도 알려주고 싶다는 순수한 마음으로 10년 전 이 일을 시작했죠.

일반 코튼은 세탁하면 딱딱해지는 경우가 많아요. 하지만 오가닉 코튼은 빨면 빨수록 포근해진답니다. 폭신하게 보풀이 일어서 점점 부드러워지죠. 새것보다 10년 된 물건의 감촉이 더 좋을 정도입니다. 대개의 물건은 시간이 흐르면 질이 떨어지지만, 오가닉 코튼으로 만든 옷은 나에게 온 날부터가 시작입니다.

피곤할 때도, 괴로울 때도, 심지어 출장지의 호텔에서도 포근한 감촉이 변함없이 곁을 든든하게 지켜준답니다. 매일 입으면 부드럽게 몸을 감싸는 특유의 감촉이, 마치 누군가 쓰다듬어주는 손길처럼 굳은 몸을 부드럽게 풀어줍니다. 지금은 속옷부터 실내복, 잠옷까지 모두 오가닉 코튼 제품, 언제나 오가닉 코튼을 입어요. 추운 날은 겉에 부드러운 캐시미어를 두르고 폭신폭신한 감촉이 주는 행복을 만끽합니다.

피부에 닿는 물건일수록 소재에 신경 써서 질 좋은 제품을 고르세요. 피부에는 따스하고 포근한 오가닉 코튼이나 실크, 캐시미어 등 부드러운 소재가 좋습니다. 매일매일 포근한 감촉을 느끼면 어느새 마음까지 편안해진다는 사실, 잊지 마세요!

수면의 질을 바꿔준 나이트드레스

파리, 런던, 베네치아, 피렌체, 밀라노, 니스, 모나코, 브뤼셀, 뉴욕, 로스앤젤레스, 멕시코, 튀니지……. 예전부터 골동품을 좋아했던 저는 출장과 여행으로 세계 각지를 방문할 때면 현지의 벼룩시장을 둘러보곤 했습니다. 그러다 자연스레 코튼 네글리제를 수집하게 되었죠.

질 좋은 면을 레이스와 자수로 장식한 것부터 자수나 봉제에서 그 나라의 특색이 드러나는 것, 자세히 살펴보면 입던 사람의 이니셜이 수놓여 있는 것, 단의 감침질이 어머니의 바느질을 연상시키는 것 등……. 실제로 내가 입고 잘 수는 없어도, 누군가 소중히 다루어온 수제 네글리제를 발견할 때마다 무척 기뻤습니다. 저는 지금도 초등학교 가정 시간에 만든 베개 커버와 함께 잠들며, 할머니가 물려주신 꽃무늬 리넨 침대 세트를 보물로 여깁니다. 오래도록 사랑받아온 코튼이나 리넨의 부드러운 감촉은 참을 수 없이 사랑스러워요.

취재 중 오가닉 코튼을 만져보니 온기가 느껴졌습니다. 새 코튼은 대개 만지면 차가운 느낌인데, 양질의 오가닉 코튼을 처음 만졌을 때는 몸에 익은 코튼과 비슷한 감촉을 느꼈어요. 첫눈에 반해버린 신비로운 온기. '이런 감촉 속에서 잠들면 어떤 기분이 들까?'라고 생각하던 중, 인연이 닿아서 네글리제를 네 종류 만들게 되었습니다. 그리고 그것이 제 일생의 업이 되었죠.

잘 때 오가닉 코튼으로 만든 네글리제를 입은 다음부터 제 몸과 마음이 빠르게 변하는 것을 느꼈습니다. 특히 목욕 후에 입으면 몸의 긴장이 기분 좋게 풀리지요. '입기만 해도 행복해!'라며 저도 모르게 기쁨이 차오릅니다. 이런 기분으로 이불 속에 들어가면 당연히 수면의 질도 바뀌죠. 몸도 마음도 한없이 편안해져서, 전보다 깊이 잠들고 피로도 절로 풀렸답니다. 오가닉 코튼 특유의 편안한 감촉 속에서 잠들었다 눈을 뜨면 폭신폭신 따끈따끈, 막 일어났을 때의 노곤함이나 뻐근함이 확실히 점점 줄어들었습니다.

어느 날, 제 안에서 여러 가지 일들이 하나로 연결되었습니다. 요가는 호흡을 따라가듯 자세를 취하면서 스스로를 리셋합니다. 서핑은 내가 아닌 자연에 몸을 맡기고 파도와 하나가 됩니다. 매크로비오틱은 소금만으로 식재료 고유의 맛을 이끌어냅니다. 그래요, 이 모두는 이것저것 추가하는 덧셈이 아닌 뺄셈의 원리죠.

바쁘고 피곤할 때, 스트레스가 쌓일 때 우리는 마사지를 받으러 가거나 맛있는 음식을 먹는 등 외부에서 휴식을 구하려 합니다. 하지만 매일매일 그날의 피로를 스스로 리셋할 수 있다면 얼마나 좋을까요? 오가닉 코튼으로 만든 네글리제는 우리 몸을 리셋해 지치지 않게 만들어준답니다. 잠자는 사이에 저절로 치유가 되죠. 그런 이유 때문인지 저희 회사에서 '나이트드레스'라고 부르는 네글리제는 '나이트테라피'의 간판 상품이 되었습니다.

잠을 잘 때 오감 중 촉감만은 깨어 있답니다. 누군가 부드럽게 등을 쓰다듬어주

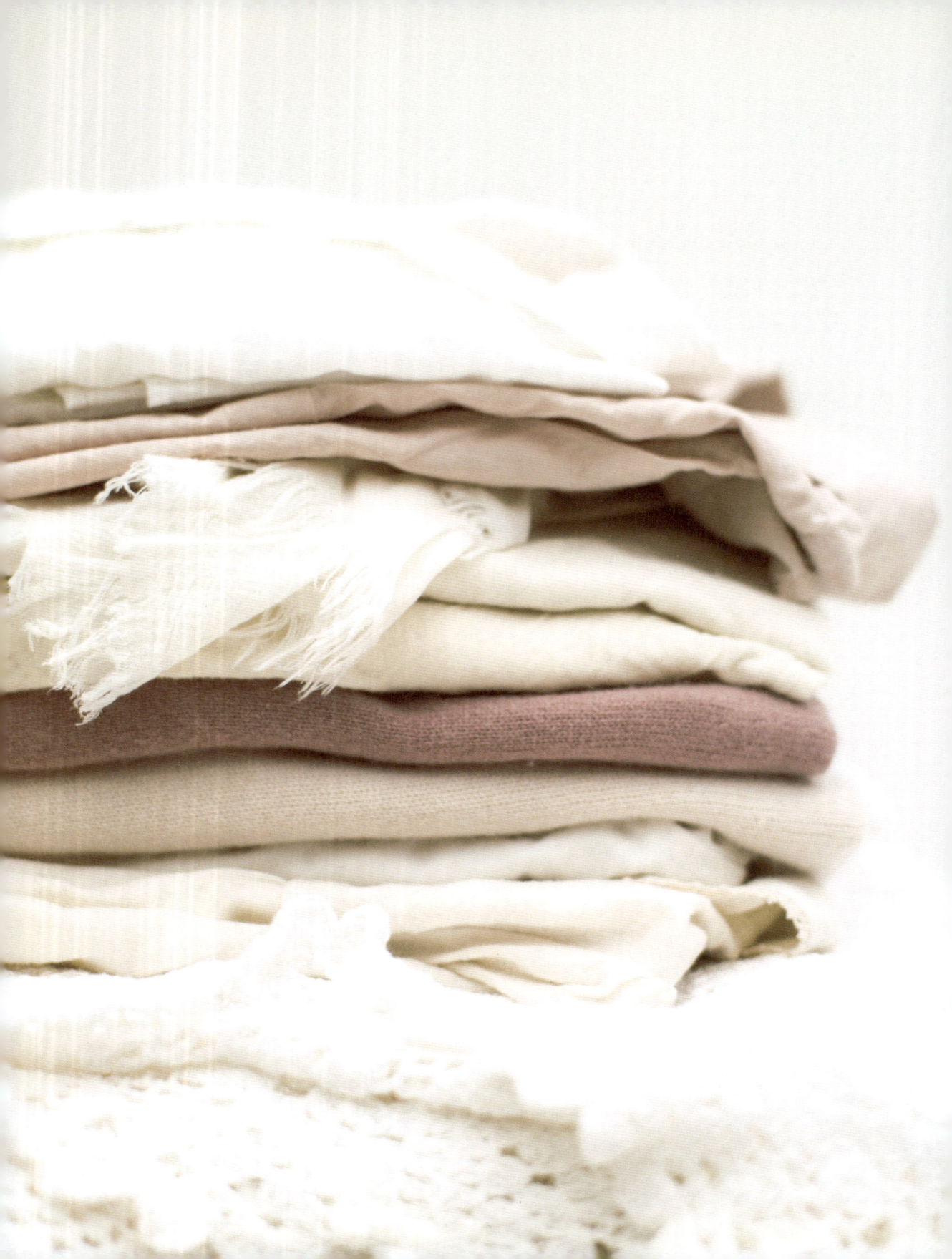

면 마음이 안정됩니다. 오가닉 코튼으로 만든 나이트드레스를 입고 몸을 뒤척이면, 면이 피부에 닿을 때마다 포근한 감촉이 느껴져 자연의 마사지 효과를 얻게 되며, 누군가에게 안겼을 때와 똑같은 호르몬이 분비된다고 해요. 오가닉 코튼을 입고 자기만 해도 부드럽게 쓰다듬어주는 손길을 받는 듯 지친 몸이 치유된답니다.

저의 잠옷은 새것이 아니라 예전부터 입어서 부드러워진 나이트드레스입니다. 10년 전에 처음으로 만든 드레스로 아직까지 건재하죠. 유행을 타는 외출복과는 달리, 내내 입을 수 있는 오가닉 코튼 드레스나 실내복은 세월의 흔적이 묻으면서도 오래도록 품질이 유지됩니다. 그러니 빨리 손에 넣으면 그만큼 오랫동안 주인에게 보은한답니다.

나이트드레스에 헐렁한 레깅스를 입은 후 양말을 신는 것이 저의 단골 복장입니다. 여행지에서도 집처럼 편안하게 지내고 싶어서 반드시 몇 벌 챙겨갑니다. 일생 동안 곁을 지켜주는 저의 친구들이에요. 여자들은 언제나 몇 가지 고민을 껴안고 살지요. 그러니 잘 때만큼은 스스로를 확실히 리셋해서 내일의 활력을 충전해보세요. 오가닉 코튼으로 만든 나이트드레스 한 벌이 지닌 힘 덕분에 지금의 제가 존재한답니다.

여성의 운을 북돋워주는 생활

목욕을 마치고 여러분은 어떤 타월로 몸을 닦나요? 풍수에서는 욕실이 피로를 풀어줄 뿐만 아니라 여성의 운까지 북돋워주는 장소라고 하죠. 깨끗해진 몸을 폭신폭신 촉감 좋은 수건으로 감싸면 더욱 운이 상승한답니다. 이 사실을 알면 양질의 타월로 몸을 감싸 포근함을 만끽하고 싶어집니다.

지금이야말로 오가닉 코튼이 힘을 발휘할 때입니다. 아름다운 꽃무늬가 그려져 있다면 훨씬 좋겠죠. 폭신한 것, 벨벳처럼 부드러운 것, 털 길이가 긴 것과 짧은 것 등 오가닉 코튼 중에서도 자신에게 맞는 질감을 고르면 기분까지 달라져요.

방의 커튼 또한 오가닉 코튼으로 바꾸면 좋은 물건입니다. 마치 공기청정기처럼 면이 호흡하며 방 안 공기를 정화해주거든요. 비가 와서 습도가 높은 날은 물기를 머금어 커튼이 길어지니 살짝 짧게 만드는 편이 좋습니다.

타월, 커튼, 침대 커버, 시트 등 사용 면적이 넓은 천을 오가닉 코튼으로 바꾸면 방의 공기가 부드러워지며, 그 힐링 효과는 절대적입니다. 오가닉 코튼 특유의 자연을 닮은 색감도 신비로운 힘을 품고 있어서, 저는 보기만 해도 몸의 긴장이 풀릴 정도예요. 코튼을 사랑하면 할수록 그 부드러운 색상에서 안정과 평화를 얻는답니다.

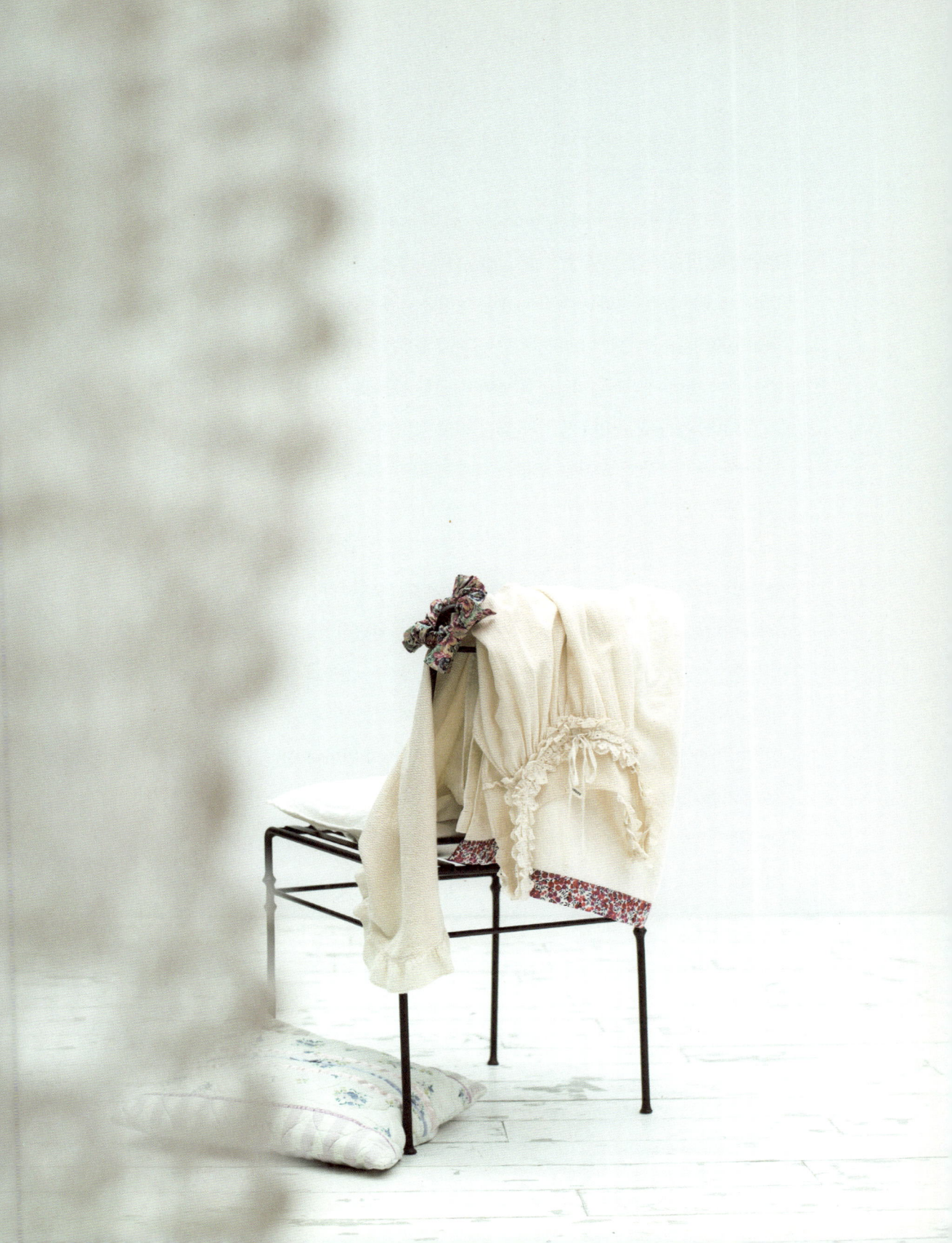

오가닉 순환 속에 있는 나

오가닉 코튼이란 3년 이상 무농약으로 키운 목화로 만든 코튼입니다. 채소도 무농약이 맛있듯, 오가닉 코튼도 일반 코튼보다 더 폭신폭신하고 느낌이 좋습니다. 목화는 특히 농약 사용량이 많은 농산물로 유명하며, 수확 시기에는 고엽제라는 극약을 칩니다. 이 때문에 농가 분들에게는 지병이 생기고, 농사를 돕는 아이들이 병에 걸리거나 살포 후 밭에 접근한 동물들이 절멸 위기에 봉착하기도 합니다. 물론 환경이나 농지가 입는 해도 상당해서 사막화 등의 환경 파괴로도 이어집니다. 반면 오가닉 코튼용 목화는 환경에도 사람에게도 무리가 가지 않는 재배 방법으로 정성껏 기르죠.

같은 오가닉 코튼이라도 조금씩 다릅니다. 부드러움 등 감촉을 중시한 것, 감촉보다 기업이 환경 대책에 비중을 두고 만든 것, 오가닉이라고 쓰여 있지만 함유 비율은 고작 10퍼센트인 것, 밭을 유기재배로 바꾸는 도중의 프리 오가닉 등 다양합니다. 보통 오가닉 코튼은 실 자체에 보풀이 있어서 대부분 세탁할수록 폭신해지지만, 환경에 포커스를 맞춘 다소 거친 감촉의 면이나 천연 염색한 면 등 오가닉 면이라도 소재 자체가 딱딱한 경우도 있습니다.
또, 화학약품으로 기름기를 제거하지 않으므로 유분을 품고 있는 경우도 많아서, 갓 만든 면은 수분 흡수력이 떨어지기도 합니다. 이럴 때는 세탁을 되풀이하면 개선되지요. 면이 수축하는 경우도 있고, 표백제나 형광제가 없는 천연 세제로 세탁하면 점차 회색을 띠기도 하지만 이는 모두 오가닉 코튼만의 특징이랍니다.

이처럼 지금은 오가닉 코튼의 종류나 감촉, 아이템도 다양해졌습니다. 오가닉 코튼의 여러 특징 중에서도 저는 감촉에 매료되었기에, '오가닉=기분 좋음'이라는 공식을 제 마음속에 소중하게 간직하고 있어요. 그래서 만졌을 때 '아, 기분 좋다!'라고 느낄 수 있는 감촉을 가장 중시하여 부드러운 면을 엄선하죠. 더 많은 사람들에게 오가닉 코튼을 알리는 것을 제 사명으로 삼아, 기분이 편안해지는 아이템들을 계속 만들고 있답니다.

이 일을 시작한 이후, 저 자신이 자연의 큰 순환 속에 있다는 사실을 깨달았습니다. 오가닉 코튼을 전파하는 일이 조금이나마 세상에 도움이 될지도 모른다는 생각이 들었죠. 쓰는 사람에게는 편안함과 친환경 생활을 할 계기를 주고, 목화 농가나 제조 과정에 관련된 분들에게는 건강을, 밭일을 돕는 아이들에게는 미래를, 밭 주변에 사는 동물들에게는 자유를, 대지에게는 고엽제나 농약을 뿌리지 않아도 되는 자연을 선물합니다. 단 한 장의 미니타월조차 미약하게나마 이 세계와 연결되어 있습니다.

오가닉 코튼이 조금이라도 더 널리 퍼지면 생산자가 늘어날 테고, 그러면 지킬 수 있는 것들도 따라서 늘어나겠지요. 저는 그 끝없이 퍼지는 순환 속의 작디작은 일부분입니다.

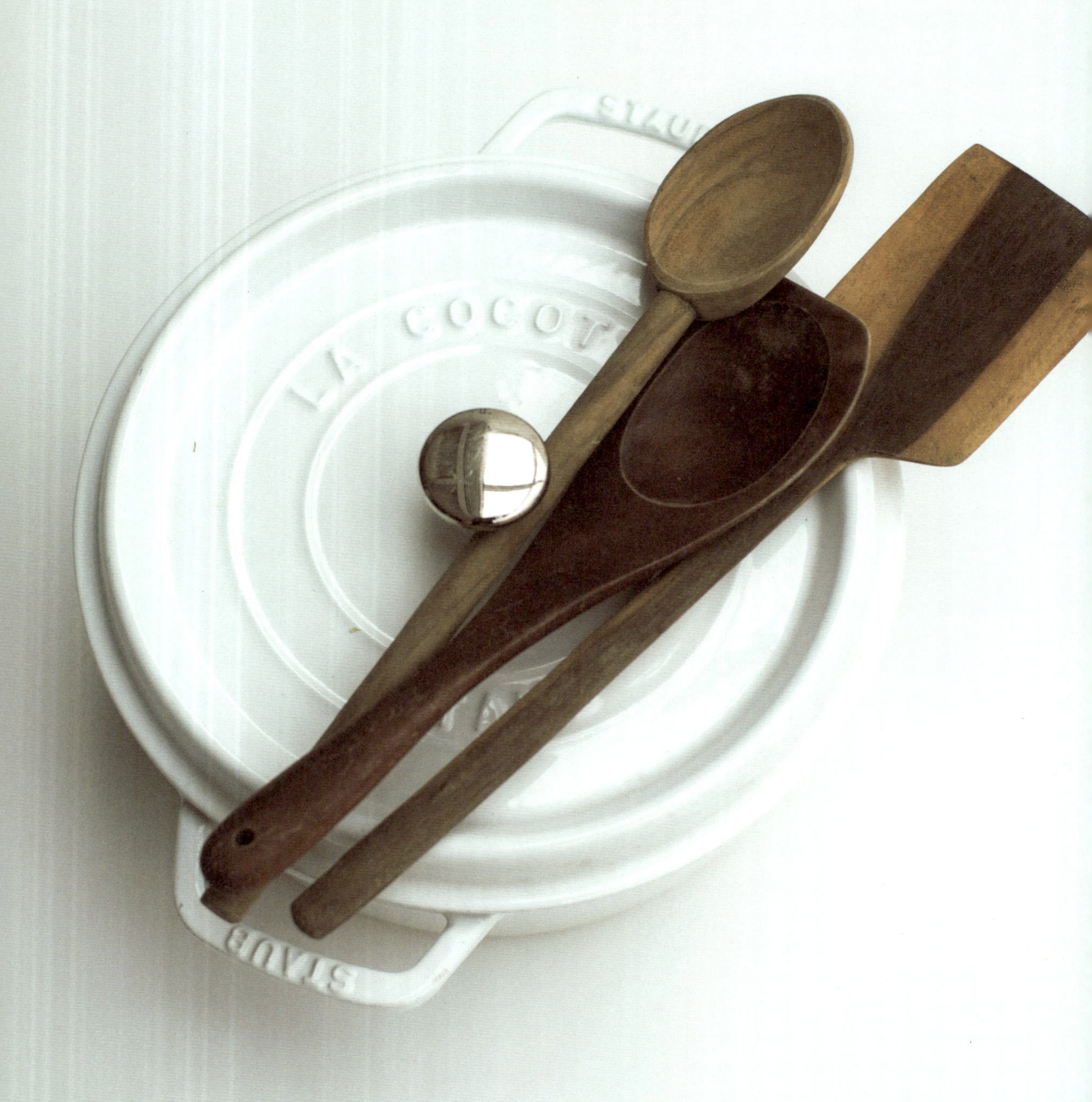

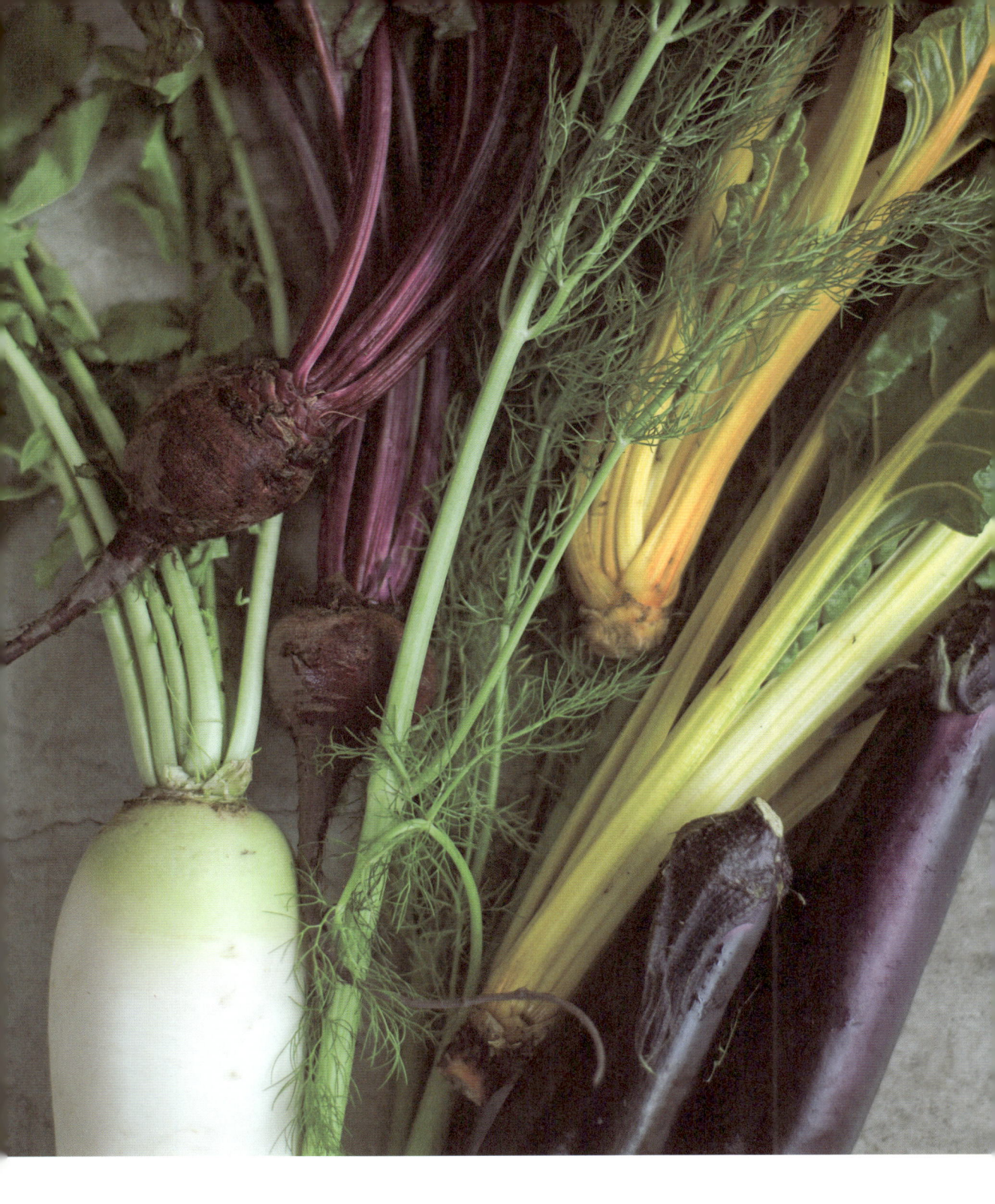

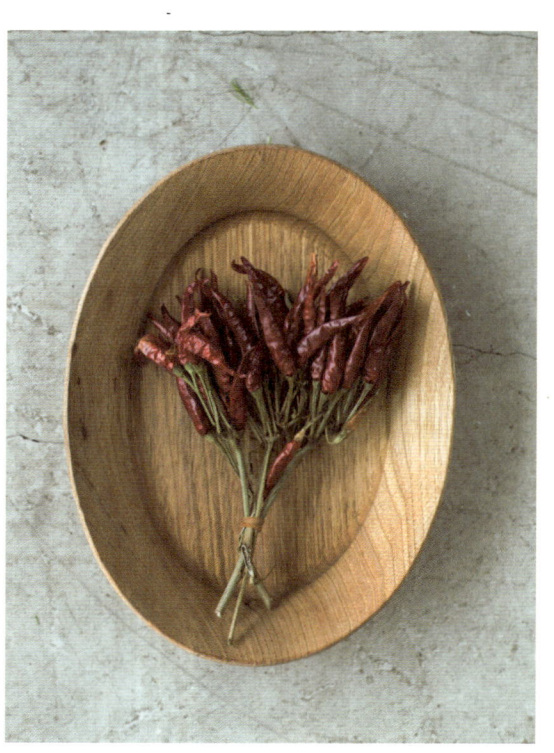
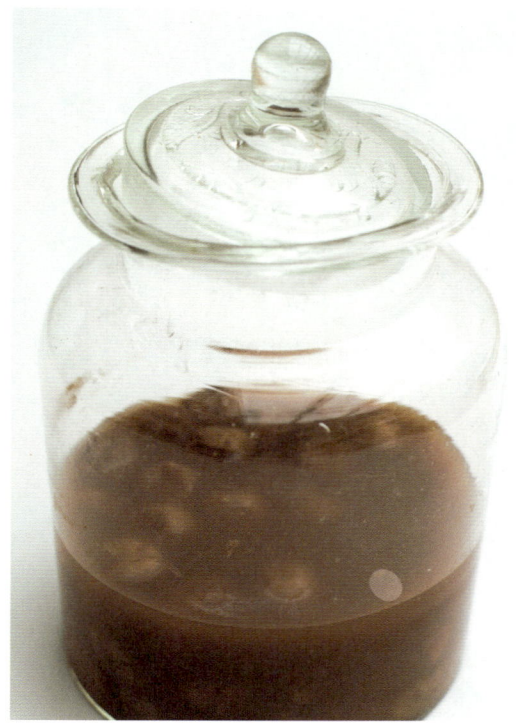

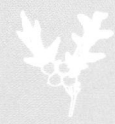

올바르게 먹기
Healing food

우리가 무심코 먹는 모든 음식은 스스로 선택한 것이고
매일의 식사는 우리를 만드는 원천입니다.
"You are what you eat."이라는 말처럼,
체형과 피부 결, 기분이나 성격조차
무엇을 어떻게 먹느냐에 따라 달라집니다.
그러니 우선은 음식에 대한 스스로의 기준을 세워보세요.

무엇을 어떻게 먹을까

'오가닉' 음식이란 무엇일까요? 농약을 쓰지 않은, 혹은 유기 재배한 채소, 첨가물이 없는 과자나 반찬이죠. 이들은 어째서 몸에 좋을까요? 제가 오가닉 식품을 고르는 이유는 아주 단순합니다. 그건 바로 맛있기 때문이죠. 또한 몸을 건강하고 튼튼하게 만들어주기 때문이기도 합니다. 무농약 채소나 유기 재배한 채소는 벌레가 잔뜩 있는 대지에서 태양을 듬뿍 쬐며 자란 에너지 덩어리입니다. '일물전체(一物全體)', 즉 하나의 식품을 껍질까지 통째로 섭취하면 영양은 물론이거니와 그 식품을 소화하는 효소까지 충분히 섭취할 수 있습니다.

현미는 한 알 한 알에 발아하는 에너지가 응축되어 있습니다. 반대로 농약이나 영양을 과하게 주며 인공적으로 빠르고 균일하게 길러낸 채소는 영양가가 낮으며 에너지도 없습니다. 많이 먹어도 만족감이 덜해서 저도 모르게 과식으로 이어지기도 하지요. 일본은 세계에서도 농약이나 식품첨가물 사용량이 많은 나라라고 합니다. 자연계에 존재하지 않는 화학합성물질은 몸속에서 분해되지 않아요. 섭취한 음식이 몸속을 돌아다니며 내장에 쌓이거나, 체내 어디엔가 덩어리져서 병을 일으키는 경우도 있습니다.

성인이 된 이후에 생기는 꽃가루 알레르기나 아토피, 생리통이나 편두통은 왜 생길까요? 컵의 물이 일순간 넘치듯 몸은 갑자기 신호를 보냅니다. 그러니 매일 먹는 식사, 여러분은 어느 쪽을 고르시겠어요? 저는 활력이 충전되고 몸이 예뻐지는 데다 맛있기까지 한 '오가닉'을 고르겠어요.

채소는 텃밭에서 기른 것, 무농약으로 키운 것, 유기 재배한 것 등을 고르되, 되도록 사는 곳 근교에서 수확해 신선하고 싱싱한 것을 구입하세요. 지역에서 생산한 농산물은 그 지역에서 소비하는 것이 좋습니다. 지역에서 수확한 채소는 그 땅에 사는 사람의 몸에 잘 맞고, 불필요한 비용도 들지 않으며, 신선하고 영양가가 높은 데다 맛까지 있기 때문입니다. 저는 슈퍼마켓보다 파머스 마켓이나 직판장 등에서 농가 분들과 이야기를 나누며 물건을 사는 게 좋습니다.

'오가닉'을 즐기는 일은 이렇게 식재료 고르기에서 시작됩니다. 자연의 은혜를 섭취하는 기쁨을 느끼며 감사한 마음으로 먹고 싶어요. 하지만 바쁜 일과 속에서 바른 식생활을 실천하기란 의외로 어렵죠. 업무를 끝내고 밥을 먹으러 가서, 저도 모르게 늦은 시간까지 폭음과 폭식을 즐길 때도 있습니다. 몸에 나쁘다는 사실을 알면서도 정크푸드를 먹고, 그 죄책감이 은연중에 스트레스로 변해서 또 다시 먹고 마는 악순환에 빠지기도 하지요.

음식을 즐기는 것은 몸과 마음에 매우 중요합니다. '오가닉' 식생활은 이를 실현하기 위한 하나의 과정이에요. 맛있는 음식을 심플하게 먹을 것. 그러면 몸은 자연스레 정돈됩니다. 식생활을 즐기기 위해, 무엇을 어떻게 먹을지 약간의 기준만 세워두면 그것이 평생 동안 건강한 몸을 만들어준답니다.

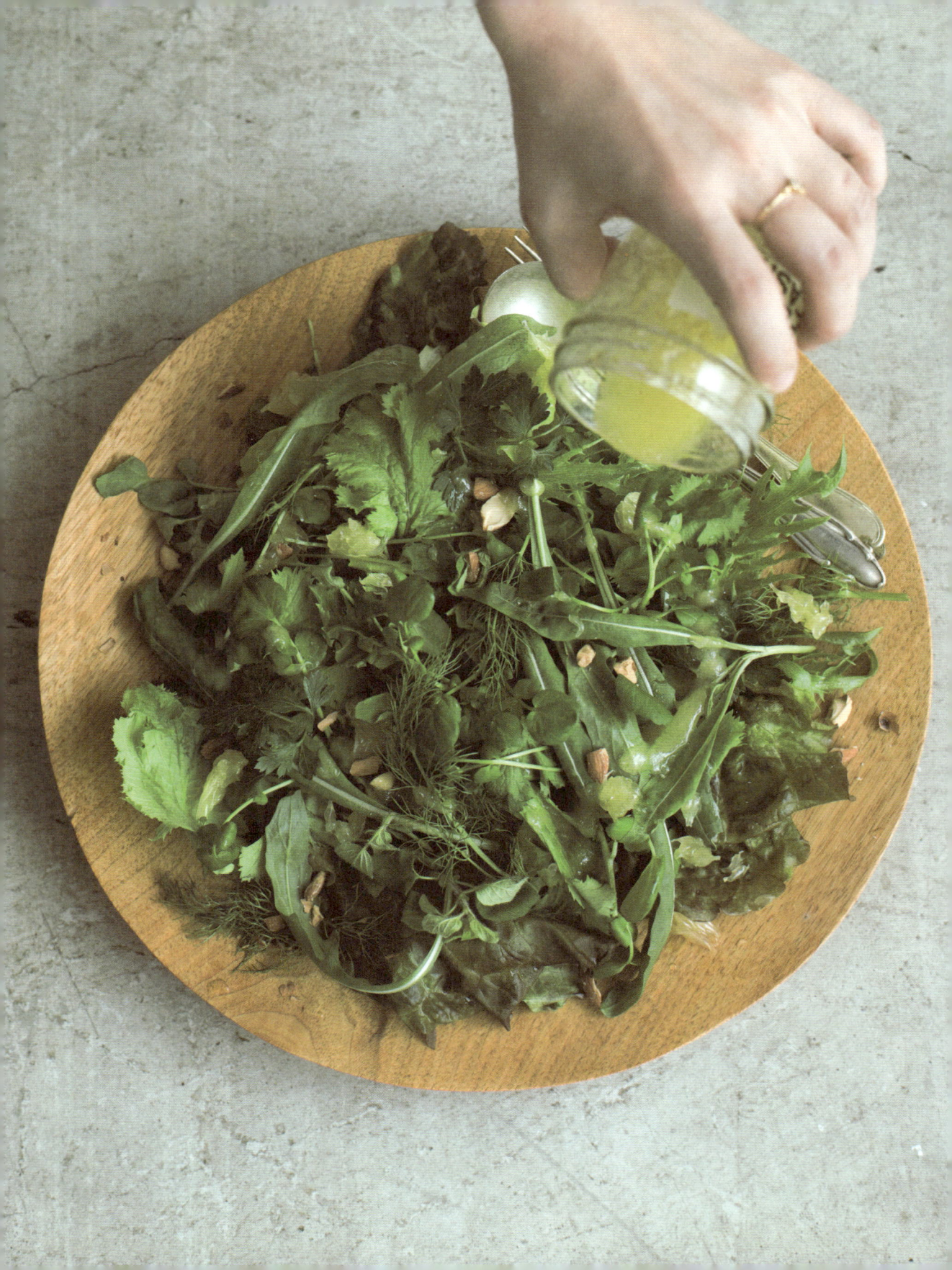

몸을 디톡스하고 정돈하기

몸을 건강하고 아름답게 유지하기 위해 음식과 비슷하게 중요한 것이 식습관입니다. 몸에 좋은 '오가닉' 음식을 먹는 것이 기본이지만, '디톡스' 또한 이에 못지않게 중요하죠.

우선은 하루, 일주일, 한 달의 짧은 기간으로 몸을 정돈해보세요. 처음에는 하루 단위로 시작하면 된답니다. 저는 점심과 저녁의 1일 2식을 하고 있습니다. 오전은 음료만 마시는 배출의 시간으로 정했어요. 과식한 다음 날 아침은 착즙 주스나 차, 스무디 등 위를 움직이지 않고 소화에 집중할 수 있는 음료를 먹습니다. 고대 인도의 의학인 아유르베다에서는 일어나자마자 끓인 물을 마셔서 체내의 독소를 빼냅니다. 우리는 무심코 먹는 양에만 신경을 쓰기 일쑤지만, 사실은 먹은 것을 제대로 배출하는 게 중요합니다. 과식한 다음 날, 외식을 많이 한 다음 주, 여행으로 리듬이 무너진 다음 달에는 의식적으로 심플한 식사를 하며 몸을 디톡스하세요. 단기간에 리듬을 되찾게 하면 몸이 피로에서 빨리 회복됩니다.

저는 예전에 단식으로 몸을 대청소한 적이 있습니다. 감식(減食) 이틀, 주스 단식 사흘, 복식(復食) 이틀로 일주일을 채운 후, 채소와 현미로 이루어진 소박한 식단을 한 달 정도 이어나갔습니다. 그때 납작해진 배가 줬던 쾌감을 잊지 못합니다. 그 배는 지금도 저의 이상적인 기준이에요. 제 몸은 언제나 그 상태로 되돌아가려 합니다. 이 경험을 통해 평소의 식사가 소화에 부담을 주고 있었다는 사실을 깨달았고, 음식물을 담아두지 않는 몸의 가뿐함도 알게 되었습니다.

매크로비오틱으로 건강한 식생활을

제 식사는 매크로비오틱이 기본입니다. 매크로비오틱이라고 해서 거창한 게 아니에요. 현미와 채소에 전통 방식으로 만든 조미료를 더해서, 전자레인지를 쓰지 않고 단순하게 조리하는 것뿐이랍니다. 대개는 현미와 채소 또는 해조류 반찬과 된장국을 먹습니다. 주식은 현미 또는 도정한 쌀이고요. 쌀은 도정 시점부터 산화가 시작되므로, 저는 작은 정미기를 써서 남편과 같이 먹을 때는 오분도로 하는 등 먹는 사람이나 요리에 맞춰 그때그때 도정합니다. 빵은 전립분빵을 먹습니다. 우동이나 파스타, 라면 등 정백 밀가루로 만든 음식은 산화되어 있어서 소화에도 좋지 않고 나쁜 물질이 몸에 쌓이니 되도록 자제합니다.

식사로 음양 밸런스를 맞추기 위해, 여름에는 여름 채소로 몸속부터 식히고 겨울에는 겨울 채소로 몸을 덥힙니다. 즉, 더워지면 샐러드나 생채소(음성)를 충분히 섭취하고, 추워지면 뿌리채소나 조림(양성)을 먹는 거죠. 해조류나 건조식품을 상비해두고 피곤할 때(음성)는 톳(양성)을 냄비 하나에 조려서 매일 먹어요. 매크로비오틱의 음양 밸런스를 깨치면 계절과 몸 상태에 따라 무엇을 어떻게 먹을지 선택할 수 있게 된답니다. 매크로비오틱을 제 밸런스에 맞춰서 조절해 나가는 거지요.

제 요리법을 결정짓는 요소는 소금과 불 조절입니다. 흔히 요리는 '양념'이라지만, 매크로비오틱에서는 양념보다 소금 약간과 부드러운 불 조절로 채소의 단맛과 식재료 고유의 맛을 훌륭하게 이끌어냅니다. 덕분에 저는 소금과 간장, 된장만 있으면 갖가지 요리를 맛있게 만들 수 있게 되었어요. 맛술과 식초는 취향에 따라 살짝 더하는 정도로 씁니다. 요리에는 되도록 당분을 쓰지 않고, 단맛이 필요하면 미림을 살짝 넣어요. 소금 조절을 잘 하면 그것만으로도 감칠맛이 제대로 우러난답니다. 단시간에 부드러운 단맛을 이끌어내기 위해 저는 원적외선 토기 제품 '마스터쿡'을 애용합니다.

몸 상태가 좋아지는 나름의 식사법을 발견했다면, 그 방법을 유지해나가는 것이 중요합니다. 그렇다고 "이것도 안 돼, 저것도 안 돼."라는 금욕적인 식생활을 하라는 뜻은 아니에요. 오히려 좋아하는 음식을 자기가 좋을 때 먹기 위해 몸을 정돈해두라는 뜻이죠. 모든 음식을 오가닉으로 바꾸기는 힘들겠지만, 조미료나 좋아하는 식재료부터 서서히 바꾸어나가보세요.

고를 때 주의해야 하는 식재료가 세 가지 있습니다. 우선은 기름. 질 나쁘고 값싼 식물성 기름에는 발암성을 가진 트랜스 지방산이 들어 있습니다. 반대로 양질의 올리브유는 항산화작용을 해서 염증을 가라앉히고 혈관의 노폐물을 청소하여 혈압을 안정시킵니다. 저는 대개 오가닉 카놀라유와 참기름, 올리브유를 요리에 따라 구분해서 씁니다. 기름을 가열용과 생식용으로 구분해서 쓰는 분도 많은데, 산화된 기름은 좋지 않으니 양질의 기름을 한 병씩 쓰되 단기간 내에 다 쓰는 편이 좋습니다.

다음으로 백설탕은 몸을 차게 만들어 생리통이나 편두통, 만성 피로 등의 원인

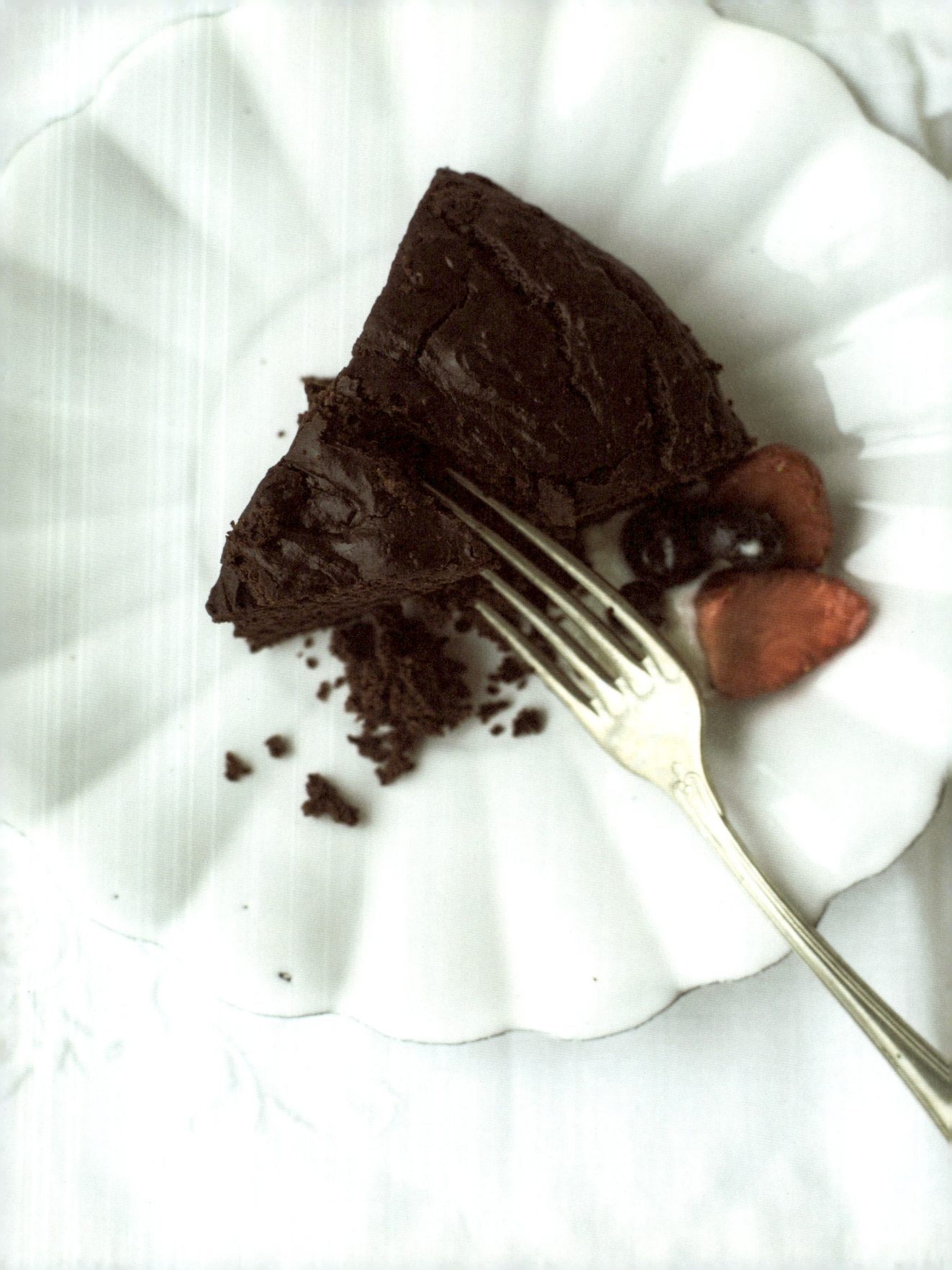

이 될 뿐만 아니라, 중독성도 있으니 주의해야 합니다. 저녁이 되면 혈당치가 내려가면서 단것에 손이 가는 사람이 있지요. 그런데 매일 먹다 보면 과자 없이는 혈당치가 올라가지 않아서 저혈당증이 나타납니다. 백설탕으로 급격히 올라간 혈당치는 급격히 떨어집니다. 자율신경이 오르내리기를 반복해서 차츰 감정도 불안정해지고요. 화학적으로 정제된 백설탕을 끊고, 사탕무 설탕이나 비정제 설탕 등 감미료를 천연 제품으로 바꾸어나가는 일은 여성의 몸에 매우 중요합니다. 간식을 고를 때 기준으로 삼아보세요.

마지막 식재료는 유제품과 달걀인데, 둘 다 소화에 부담을 주는 식품입니다. 소와 닭의 사료에는 대량의 항생물질과 젖이나 알 생산을 촉진하는 호르몬제가 들어 있습니다. 이는 유방암이나 자궁암의 원인이 된다고도 하죠. 제 경험상 유제품은 근육과 몸을 딱딱하게 만듭니다. 다이어트를 해도 신경 쓰이는 부위의 살이 안 빠지던 사람이 유제품을 끊고 군살이 빠지는 건 이런 이유 때문이에요.

질 나쁜 식품이나 첨가물을 계속 섭취하면 몸이 신호를 보냅니다. 항상 나른하고 피로가 가시지 않으며, 의욕이 없고 갑자기 울화가 치밀기도 하죠. 감정을 컨트롤할 수 없어서 정서가 불안해지고요. 여성의 경우 누적된 화학첨가물이 몸을 차게 만들어 편두통이나 생리통의 원인이 되기도 합니다. 본인은 제대로 먹고 있다고 생각해도, 그 질이 나쁘면 실속 없는 빈 칼로리만 섭취하게 되어 영양이 점차 부족해집니다. 따라서 스스로 올바른 안목을 키워나가야 한답니다.

자연의 힘으로 만드는 효소 주스

저는 집에서 직접 만든 효소 주스를 작은 병에 나눠 담아 매장에서 손님들께 나눠드립니다. 그러면 손님들은 '변비가 나왔다', '소화가 잘 되어서 상쾌하다', '냉증이 개선되었다' 등의 기쁜 소식을 종종 전해주시죠.

보글보글 호흡하며 살아 있는 효소는 위의 움직임을 활발하게 해주고, 몸을 안쪽부터 깨끗하게 만들어준답니다. 이른바 효소 생 코디얼이에요. 물에 타서 주스로 마시거나 소다에 타서 스퀴시를 만들기도 합니다. 담갔던 과일은 셰이크나 스무디에 섞어서 통째로 낭비 없이 활용해요.

만드는 데는 약간의 요령이 필요하지만 익숙해지면 정말로 간단합니다. 제철 과일을 잘라서 천연 감미료를 넣고 상온에서 재워놓기만 하면 되니까요. 보통은 과일과 동량의 백설탕을 넣는데, 저는 백설탕이 아닌 천연 사탕무 설탕이나 비정제 설탕, 흑설탕, 코코넛슈거 등 각 감미료의 개성에 따라 과일을 조합해서 향을 즐깁니다.

따뜻한 계절에는 설탕을 넣고 한 시간만 두면 과육에서 즙이 나와 설탕이 녹아요. 저는 처음에는 설탕을 과일의 절반 정도로 넣고, 과즙이 나오는 상태를 보아가며 최종적으로 과육이 즙에 잠길 정도가 되도록 첫날과 둘째 날에 설탕을 보충해 넣습니다. 하루에 최소한 한 번은 손으로 섞어가며 상태를 확인하고 발효 정도를 체크하죠. 3~4일이 지나면 과육에 거품이 생기고, 귀를 갖다 대면 슉슉 하는 소리가 들립니다. 흔들었을 때 슉 하고 거품이 나오면 완성이에요. 그러면 곧바로 체에 밭쳐 덩어리를 걸러내어 주스와 과육으로 분리합니다. 주스는 효소가 호흡할 수 있도록 뚜껑을 느슨하게 덮고, 과육은 발효가 진행되지 않도록 뚜껑을 꼭 닫아서 함께 냉장 보관하지요. 과일 종류와 환경에 따라서 보관일이 달라지는데, 여름에는 4~5일, 겨울에는 일주일 정도가 기준입니다.

감귤류는 겉껍질과 하얀 속껍질을 벗겨서 잘게 나누고, 사과는 껍질째 씁니다. 복숭아는 껍질을 벗기고, 자두와 포도는 껍질째 써요. 껍질째 먹을 수 있는 과일은 껍질째 넣어야 맛이 한층 좋아집니다. 로즈마리와 민트 등의 허브나 향신료를 넣어서 악센트를 주기도 합니다. 또, 시금치나 삼백초 등 쓴맛이 강한 채소를 넣으면 맛에 깊이가 생겨서 달고 맛있는 주스가 완성된답니다. 파인애플이나 자두류는 빨리 발효되고 감귤류도 발효 에너지가 강하니 익숙해질 때까지는 기준일보다 조금 일찍 체에 밭쳐도 좋아요.

저는 효소 주스를 만들고 남은 과육을 '효소 원료'라고 부르는데, 나중에 어디에 쓸지 상상하며 보관해둡니다. 두유나 바나나와 '효소 원료'를 믹서에 함께 갈면 달콤한 효소 셰이크가 완성됩니다. 스무디에 섞으면 효소가 두 배가 되죠. 두유 요구르트에 섞어도 좋고, 사과와 생강으로 주스를 만든 뒤 남은 것을 파운드케이크나 오트밀 쿠키에 넣고 구워도 맛있어요. 감귤류는 식초와 올리브유에 섞어서 드레싱으로 활용하거나 마멀레이드처럼 조려 먹는 등 각자의 취향에 따라 즐겨보세요.

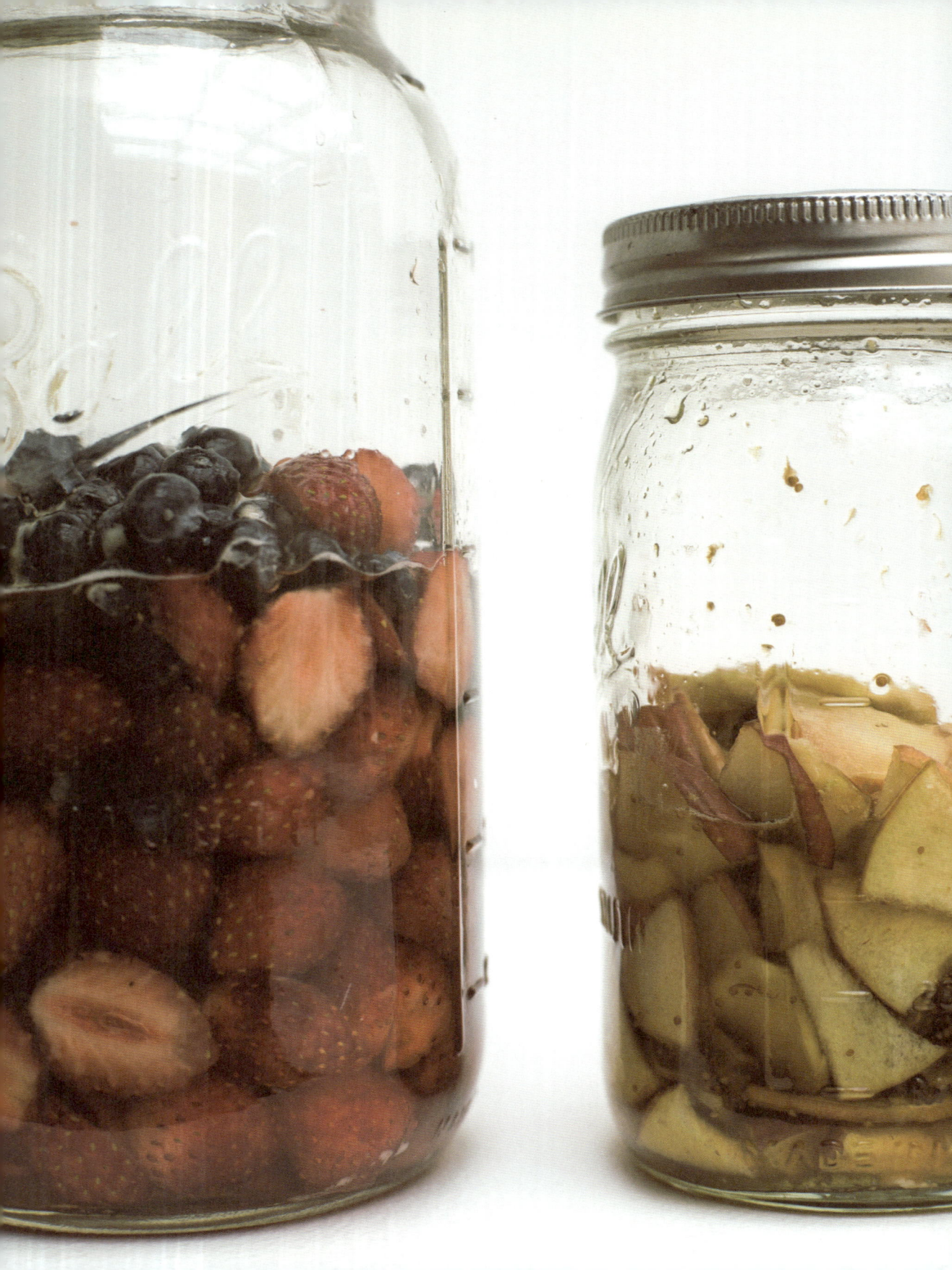

식재료를 살린 요리법
Healing recipe

효소 주스

충분한 양의 제철 과일에 천연 감미료를 넣어 발효시키면 수제 효소 주스 완성.
보글보글 발효 거품이 올라오면 다 되었다는 신호입니다.

How to cook
과일은 되도록 잘게 썹니다.
보존병에 과일, 설탕, 과일 순으로 겹쳐 넣되, 맨 위에는 설탕을 넣으세요.
설탕은 과일과 동량으로 넣는데, 단맛을 자제하고 싶다면 반으로 줄여 넣고요.
과육이 과즙에 잠기도록 며칠간 조금씩 설탕을 보충해 넣습니다.
뚜껑을 느슨하게 덮어 상온에 두고, 과즙이 올라오면
하루에 수차례 손으로 위아래가 바뀌도록 뒤섞습니다.
4~5일간 반복하다가, 섞었을 때 슉슉 거품이 나오면 완성입니다.
체에 밭쳐 과육과 주스를 분리한 뒤 각각 병에 담아 냉장 보존합니다.

Arrange 1
다양한 감귤류 믹스

감귤류는 속껍질을 벗기고 씨를 제거한 다음, 과육을 보존병에 넣습니다. 과육을 잘게 찢고 손으로 살짝 으깨어 즙을 냅니다. 전체 양의 절반 정도에 해당하는 설탕을 넣어서 섞습니다. 설탕을 보충해나가다가 거품이 나면 완성입니다. 감귤류는 발효가 빨리 진행되므로, 거품이 나오기 시작하면 빨리 체에 밭치세요. 과발효되어 주스가 하얗게 탁해지면 맛이 급격히 떨어지니 주의가 필요합니다. 체에 거른 과육은 소스로 활용하거나, 조려서 잼으로 만들어 빠른 시일 내에 소비하세요.

Arrange 2
사과와 무화과

사과는 잘 씻어서 껍질째 잘게 썹니다. 심 부분은 큼직하게 도려내세요. 잘게 썬 사과와 껍질째 자른 무화과, 설탕을 교대로 보존병에 넣고 맨 위에는 설탕을 충분히 넣습니다. 나중에 빼내기 쉽도록 도려냈던 사과심은 마지막에 올립니다. 무화과는 생과일 대신 건과일로 써도 좋아요. 시나몬이나 팔각 등의 향신료를 넣어서 악센트를 주세요. 거품이 나오면 체에 밭칩니다. 체에 거른 과육은 케이크에 넣어 먹으면 맛있답니다.

발효 식품으로 위장을 건강하게

발효 식품은 위장을 속부터 건강하게 만들어주는 만병통치약입니다. 내장의 움직임이 활발해지고, 피부도 깨끗해지며, 몸이 디톡스되어 병에 잘 걸리지 않는 체질이 되니 이로운 점투성이지요. 된장이나 간장, 미림, 식초 등 전통적인 조미료는 물론 낫토, 김치, 설탕절임 등의 발효 식품도 밥에 곁들여 먹어보세요. 낫토는 효소가 밤에 활동하니 아침보다 저녁에 먹는 편이 좋습니다.

간장은 '혼조조(本釀造)'라고 표기된 것을 고르세요. 된장도 대부분 발효를 앞당기는 첨가물이 많이 들어 있으므로 성분 표시를 잘 보고 골라야 합니다. 콩이나 보리를 소금에 재워서 시간을 들여 만든 '살아 있는 된장'이 이상적입니다. 좋은 된장을 구했다면 된장국을 만들 때 부글부글 끓이지 말고, 불을 끈 다음 된장을 풀어 넣으세요. 살아 있는 유산균과 효소를 몸속까지 전달하려면, 된장에 올리브유와 간장, 참기름, 두유 등을 섞어서 샐러드나 데운 채소의 드레싱으로 활용하면 됩니다. 간식을 만들 때는 요즘 인기인 단식초가 유용합니다.

단식초는 감자류로 만든 것을 비롯해서 여러 타입이 있어요. 단식초가 들어간 레토르트 제품을 상비해두어도 좋고, 밥솥으로 직접 만들어도 재미있답니다. 아기 이유식이나 아이들 간식을 만들 때도 편리하지요. 과일이나 사과조림 등에 섞어서 간식으로, 주스에 섞어서 영양 드링크로, 팥조림이나 찹쌀경단에 곁들여 디저트로 등 다양하게 활용할 수 있습니다. 배 속이 튼튼해지는 발효 식품 섭취는 아이부터 어른까지 병에 걸리지 않는 몸을 만드는 지름길입니다.

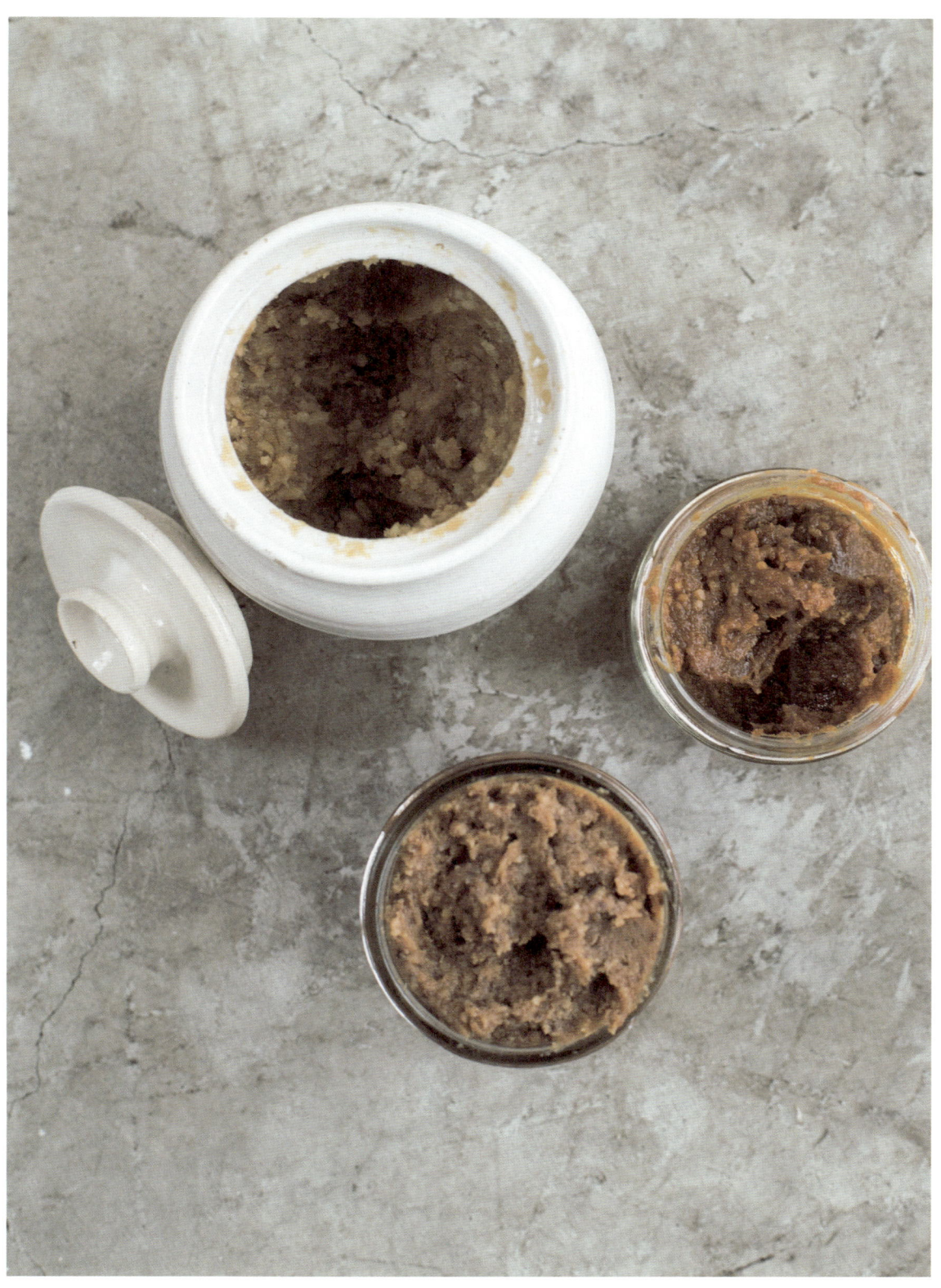

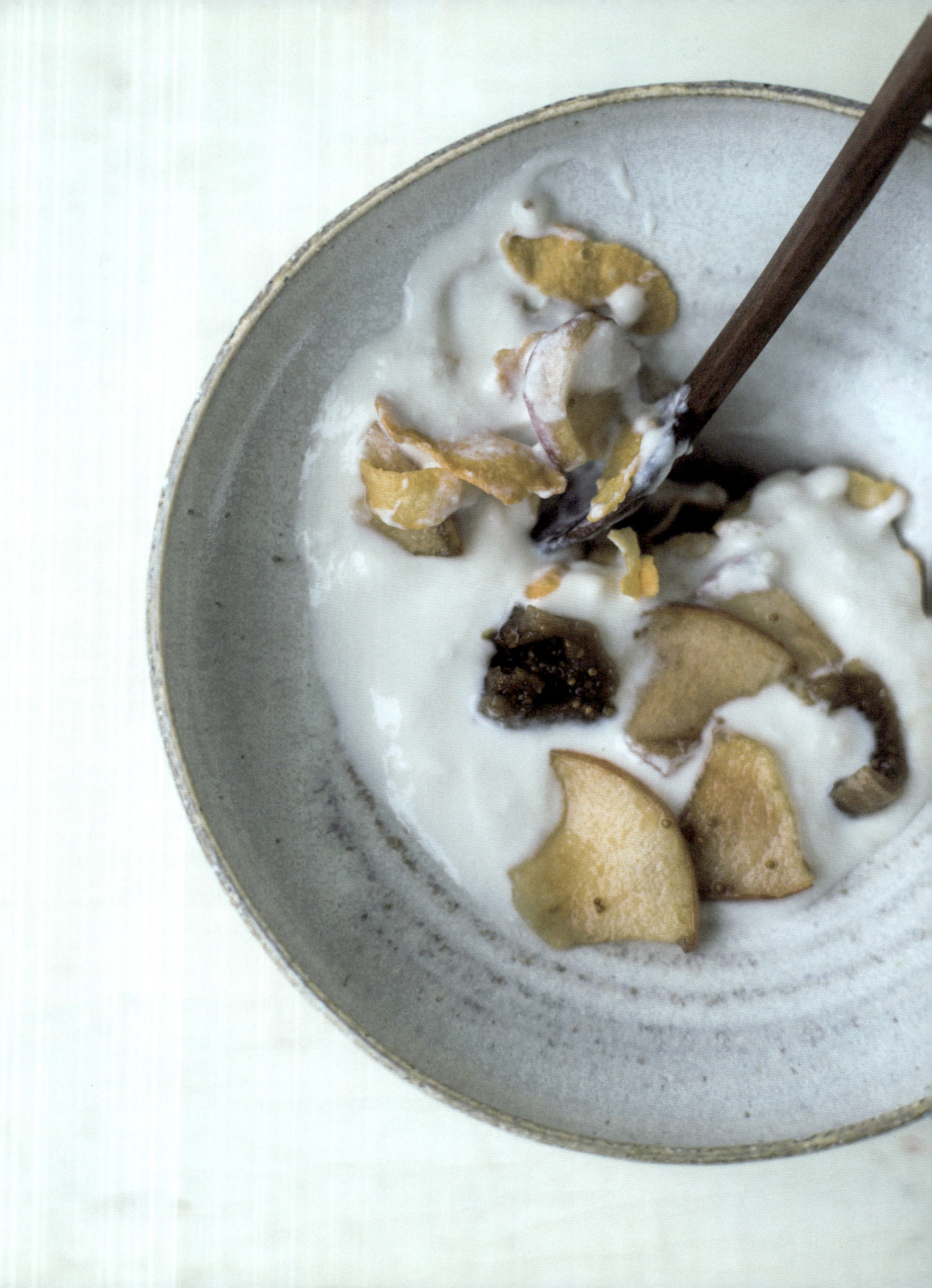

유제품 대신 두유 · 견과류 · 라이스밀크

요즘은 다양한 종류의 식물성 '우유'를 구할 수 있어서 기쁩니다. 제 아침 단골 메뉴는 라이스밀크나 아몬드밀크를 넣은 밀크티. 곡물커피로 카페오레를 만들어도 맛있어요. 아몬드밀크는 유행이 되어 다양한 타입이 출시되었는데, 첨가물이 많은 플레이버 타입이 대부분이니 성분 표시를 잘 확인해야 합니다. 다소 비싸긴 하지만 오가닉 제품을 사면 순도가 높아서 안심할 수 있죠. 아몬드나 캐슈너트, 오트밀로 직접 만들 때도 있답니다. 하룻밤 불린 뒤 물과 함께 믹서로 갈아서 체에 밭치기만 하면 완성이에요.

저는 종종 두유로 요구르트를 만듭니다. 요즘은 일본에서도 시판품이 늘어서 과일이나 시리얼과 함께 아침으로, 또는 간식으로 자주 먹습니다. 하지만 두유는 몸을 차갑게 만드니 적당히 마셔야겠죠. 찬 것을 그대로 마시지 말고, 가능하면 따끈하게 데워 먹거나 요리에 넣어 먹는 편이 좋습니다. 두유는 크림스튜, 채소 그라탕, 두유전골 등으로 다양하게 활용할 수 있답니다. 된장이나 간장은 원료가 콩이라서 두유와 궁합이 좋습니다. 살짝 넣으면 감칠맛이 우러나요. 두유야말로 싼 제품은 첨가물이 많고 소화가 잘 되지 않아서, 과하게 섭취하면 자잘한 뾰루지가 생기기도 합니다. 그러니 먹는 방법에 유의하며 되도록 오가닉 제품을 고르세요.

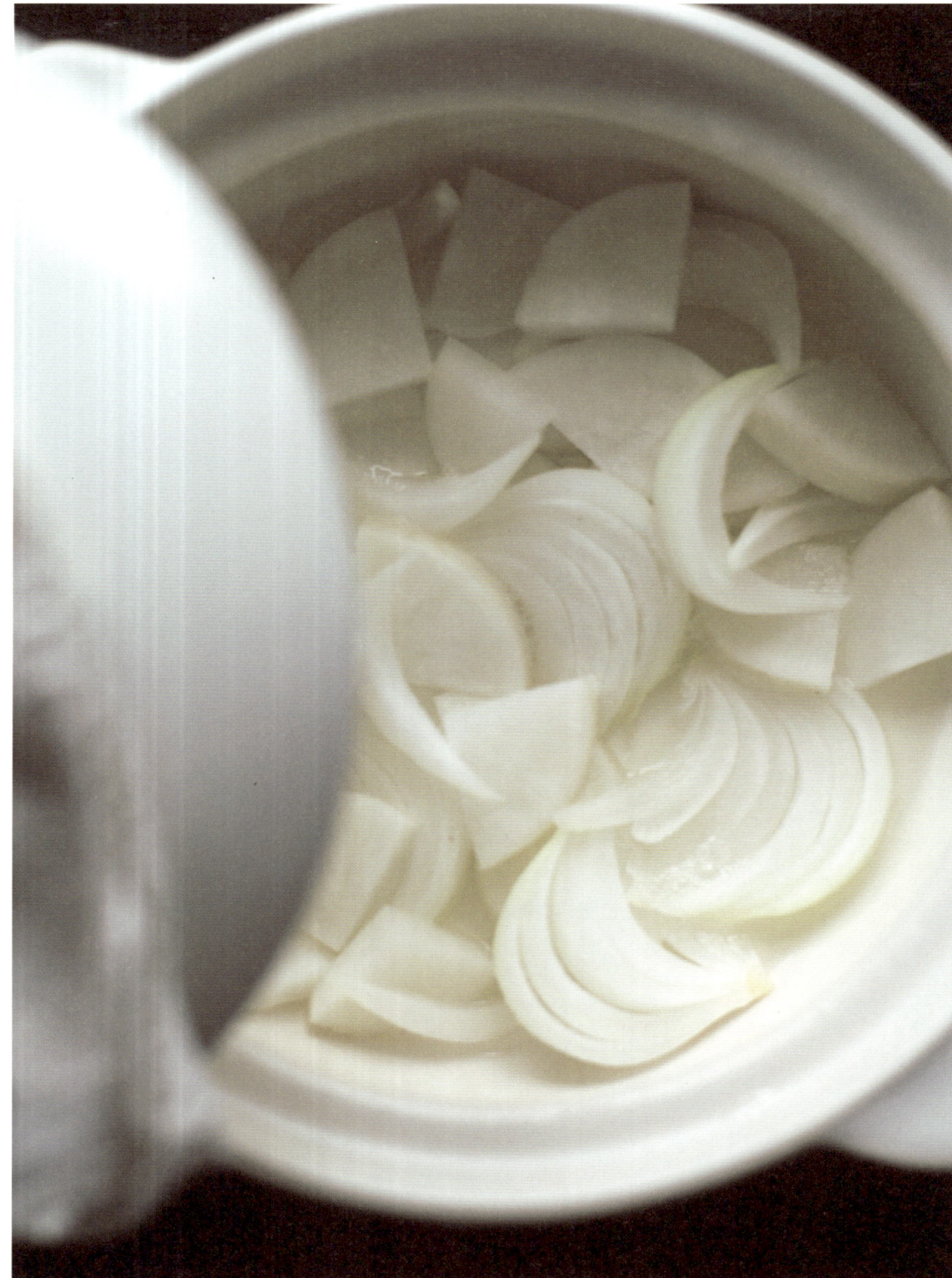

식재료를 살린 요리법
Healing recipe

菜蔬찜

약간의 소금으로 채소의 단맛을 이끌어내는 찜.
놀랄 정도로 간단하게 감칠맛이 우러나며, 다양한 요리에 활용할 수 있어서 편리하죠.
원적외선 효과가 있는 토기 또는 두꺼운 냄비를 써서 요리해보세요.

How to cook

무와 양파 등의 채소를 적당한 크기로 썹니다.
소금 한 꼬집을 뿌려서 잠시 두고,
채소에서 수분이 나오기를 기다립니다.
채소에서 방울방울 수분이 나오면 그대로 불에 올립니다.
토기 냄비 뚜껑의 구멍에서 수증기가 나오면 약불로 낮추세요.
몇 분 후 채소가 익으면 불을 끕니다.
냄비째 식히면 감칠맛이 충분히 우러난답니다.

Arrange 1
숙주찜

숙주 한 봉지를 씻어서 물기가 묻은 상태로 냄비에 펼쳐 넣은 뒤, 소금을 뿌려 살짝 찝니다. 뜨거울 때 작은 용기에 옮겨 담아 조미료를 넣고, 식으면 냉장고에 넣어서 간이 배도록 보존합니다. 참기름을 살짝 뿌리면 나물이 됩니다. 참기름, 식초, 고추기름을 넣으면 김치처럼 먹을 수 있고요. 올리브유와 간장을 뿌리면 양식과 일식의 퓨전 반찬이 된답니다.

Arrange 2
토란찜

토란은 껍질을 벗기고 소금을 뿌려서 수분을 잘 빼낸 다음 찝니다. 갓 찐 토란을 따끈할 때 소분해서 참깨 소스에 무치면 토란 참깨 무침이 완성됩니다. 따끈한 냄비 안쪽에 간장을 둘러 넣고, 토란을 냄비째 식히면 간이 밴 조림이 되지요. 국물째 내열용기에 옮겨 담고 된장을 푼 두유를 뿌린 뒤 오븐에 구우면 그라탕처럼 먹을 수도 있습니다.

식재료를 살린 요리법
Healing recipe

워터소테

물을 기름처럼 쓰는 조리법입니다.
재료를 부드럽게 부풀려 촉촉하게 만드는 워터소테는
기름기가 적어서 맛있으면서도 건강식입니다.

How to cook

채소를 익기 좋은 크기로 썰어둡니다.
프라이팬을 가열하여 기름처럼 물을 둘러 넣습니다.
물이 슉슉 끓어오르면 재료를 넣고
소금을 한 꼬집 뿌린 뒤 익힙니다.
수분이 줄어들면 프라이팬에 물을 조금씩 보충해줍니다.
재료가 익으면 완성입니다.

Arrange 1
버섯과 양배추

마늘 슬라이스를 약간의 물과 함께 프라이팬에 넣고, 약불로 가열하며 향을 냅니다. 잎새버섯, 팽이버섯, 송이버섯 등 취향에 맞는 버섯을 잘게 찢어 넣고, 소금을 뿌려 약불로 익힙니다. 버섯의 숨이 죽으면 한쪽으로 밀어두고 양배추를 찢어 넣은 뒤, 버섯을 그 위에 올려서 살짝 찝니다. 양배추의 숨이 죽으면 전체를 섞어서 완성합니다.

Arrange 2
김과 고마쓰나*

가열한 프라이팬에 물을 충분히 넣습니다. 김을 찢어 넣고 흐물흐물하게 녹입니다. 김이 물에 젖어 수분이 지나치게 줄어들면 물을 조금씩 보충해 넣습니다. 고마쓰나를 줄기, 잎 순서로 넣고 익힙니다. 맛을 봐가며 소금을 적당히 넣어 완성합니다. 취향에 따라 고추냉이나 생강, 유자후추를 섞어 넣어도 맛있어요. 어떤 잎채소든 같은 방식으로 활용할 수 있습니다.

*고마쓰나: 배추 모양의 녹황색 채소. 생김새와 성분이 시금치와 비슷하다.

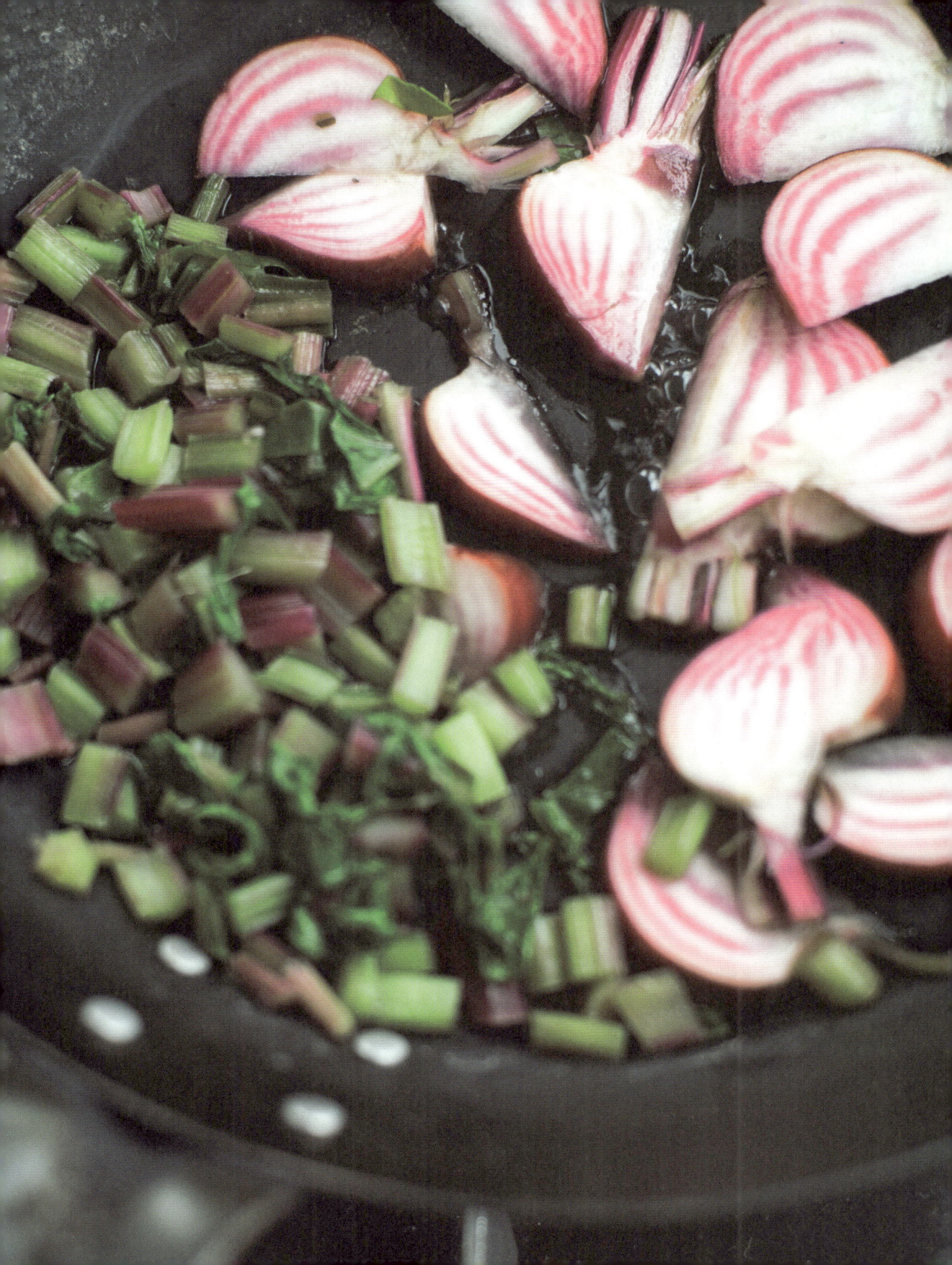

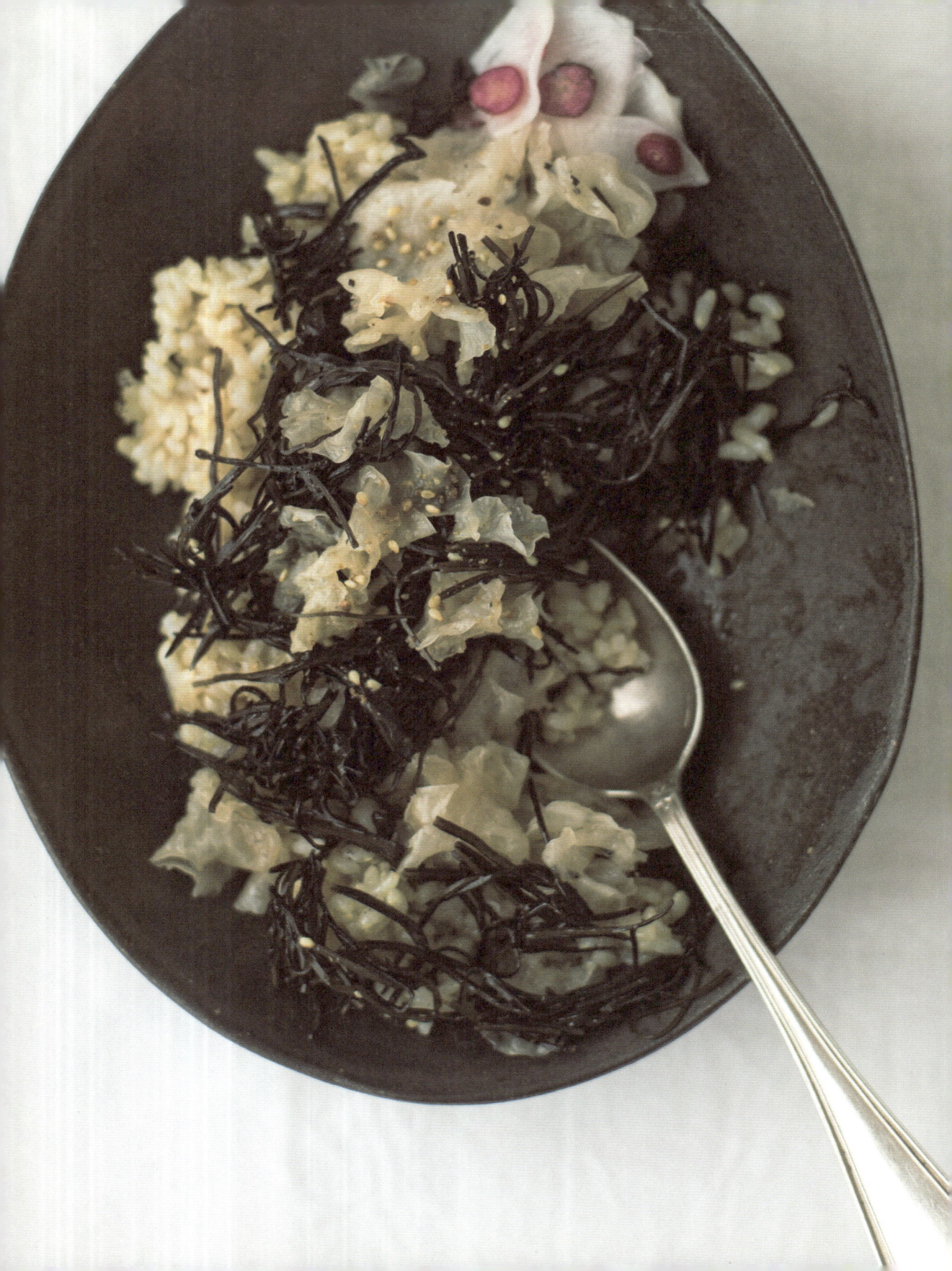

식재료를 살린 요리법
Healing recipe

대황덮밥

미네랄이 풍부한 해조류 등 다양한 건조식품을 상비해두면
곧바로 요리에 활용할 수 있으며 영양가도 풍부해집니다.
3분 만에 완성되는 즉석밥은 바쁜 일상에 안성맞춤이지요.

How to cook

대황과 흰목이버섯 적당량을 뜨거운 물에 담급니다.
몇 분 안에 붇는 해조류라면 무엇이든 괜찮습니다.
물기를 빼고 수분이 살짝 남은 상태에서
참기름 약간과 백간장을 뿌려 무칩니다.
여름에는 식초를 살짝 넣어서 산뜻하게 드세요.
현미밥 위에 국물과 함께 얹고,
마지막으로 참깨를 뿌리면 완성입니다.

Arrange 1
개다시마 미역귀 덮밥

개다시마는 잘라서 뜨거운 물에 담가두면 점성이 생깁니다. 적당량을 뜨거운 물에 담가 불리고 점성이 생기도록 섞습니다. 미역귀와 합쳐서 백간장을 섞고, 밥 위에 얹은 뒤 마지막으로 김 또는 참깨를 뿌리면 완성입니다. 생무나 오이와도 궁합이 좋아요.

Arrange 2
한식풍 현미 미펀 스프

자른 미역 또는 해조류 믹스와 현미 미펀을 그릇에 담고 뜨거운 물을 부어 불립니다. 백간장을 넉넉히 넣고 맛을 봅니다. 참기름과 간장을 살짝 떨어뜨리고, 참깨를 뿌리면 완성입니다. 김치를 올리거나, 취향에 따라 고추기름, 식초, 두반장을 넣어 먹어도 맛있답니다.

emi's selection
건강한 몸을 만드는 조미료

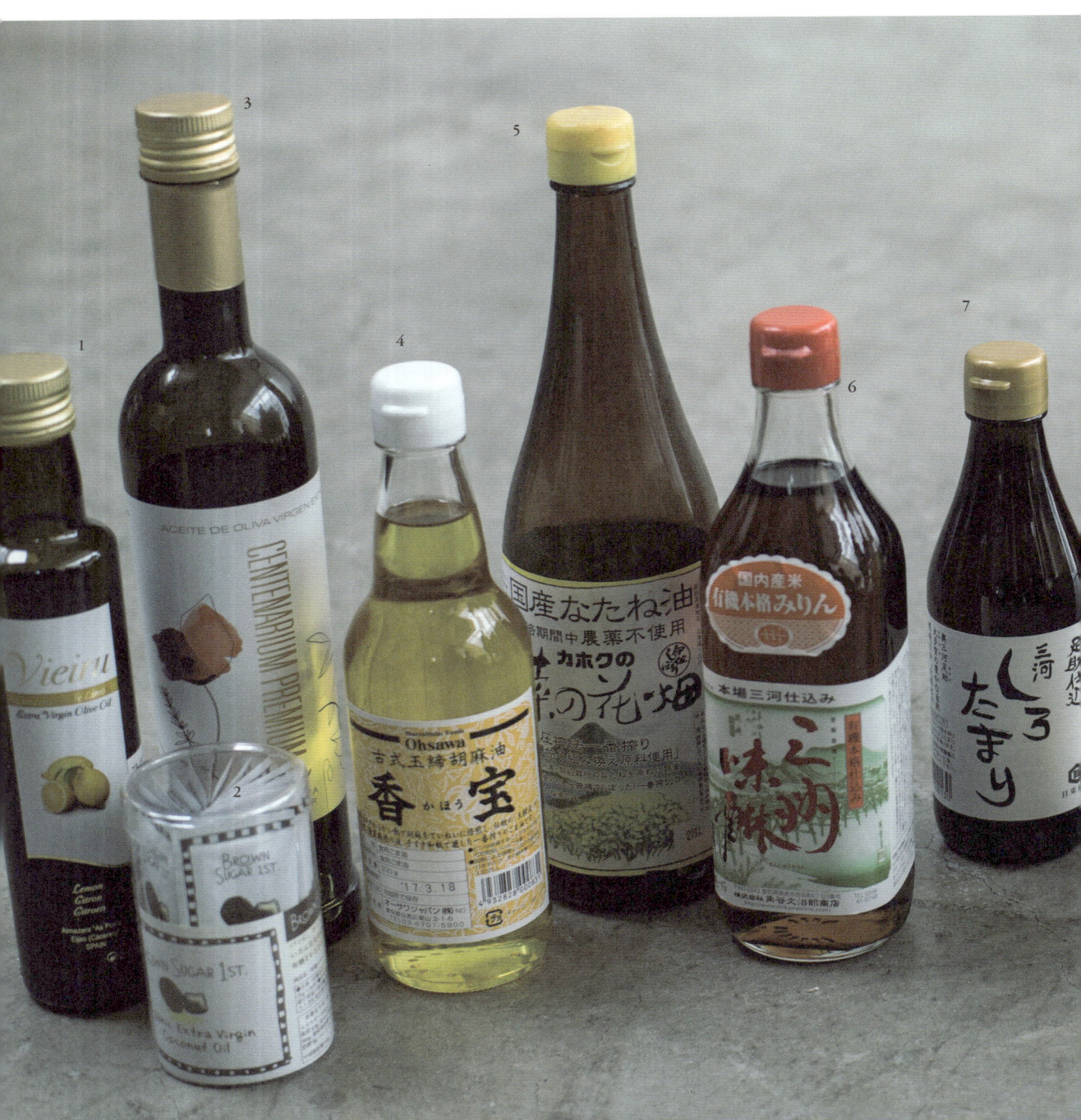

정성껏 만든 질 좋은 조미료를 갖춰두기만 해도 맛있는 요리를 만들 수 있습니다.
전부 편리하면서 활용도가 높은 제품들이에요. 발효 식품을 섭취하려면 먼저 조미료부터.
'제대로 만든 조미료'를 조금씩 갖춰나가서 몸속 환경을 정돈해보세요.

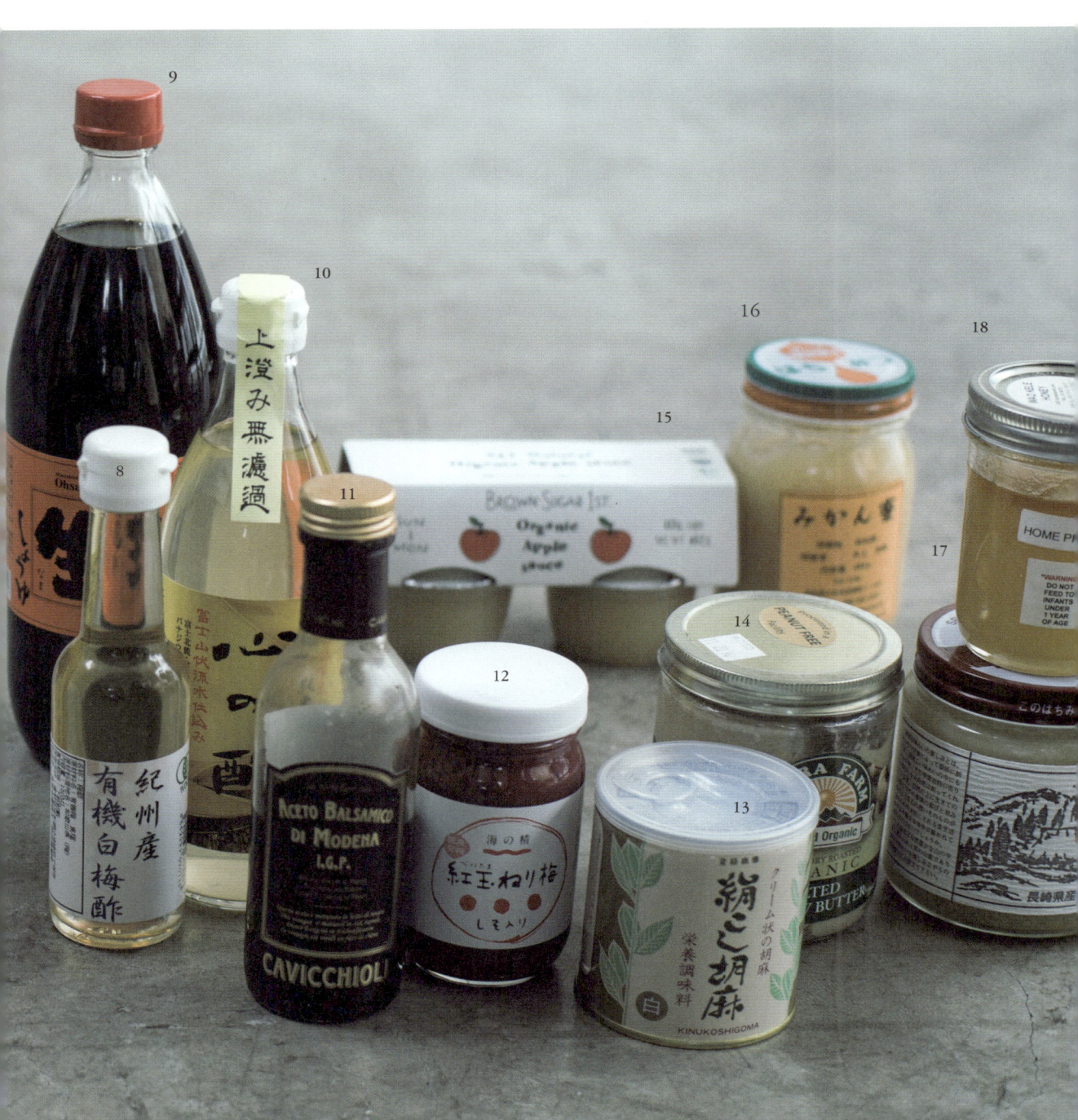

1
Vieiru

데루쿠니 올리브 라보에서는 한 달에 한 병, 세계 각국의 제철 오일을 골라 집으로 보내줍니다. 이 제품은 올리브유 콘테스트 심사위원인 우메키타 씨가 엄선한 레몬향 올리브유예요. /수입원: Go Premiere, 판매: 데루쿠니 올리브 라보(照国オリーブラボ)

2
유기농 엑스트라 버진 코코넛 오일

요즘 많이들 쓰는 코코넛 오일은 소분 타입이 사용하기 편해요. 된장과 섞어서 주먹밥에 올린 뒤 굽거나 과자를 만들 때 넣는 등 요리에 다양하게 활용합니다. /BROWN SUGAR 1ST

3
Centenarium Premium

올해의 올리브유 콘테스트에서 금상을 수상한 제품입니다. 상큼한 향이 샐러드와 고기요리뿐만 아니라 생선에도 잘 어울려요. 신선한 맛이 매력적이죠. /수입원: OLIVINO La Cocina, 판매: 데루쿠니 올리브 라보(照国オリーブラボ)

4
가호(香宝)

절구에 참깨를 넣고 돌로 압착해서 첫 번째로 짜낸 참기름입니다. 참기름은 풍미가 생명. 날것 그대로 먹을 때도 있으니 질 좋은 제품을 고르세요. 샐러드나 해조류 덮밥은 물론 채소볶음도 참기름으로 풍미를 살릴 수 있답니다. /오사와재팬㈜(オーサワジャパン(株))

5
나노하나바타케(菜の花畑)

카놀라유는 요리의 베이스가 되는 기름입니다. 볶음과 튀김은 물론, 간식을 만들 때 버터 대용으로도 쓰는 등 어느 요리에나 쓸 수 있는 만능 기름이에요. 두유나 두부에 넣고 섞으면 마요네즈처럼 됩니다. /(유)가호쿠세이유((有)鹿北製油)

6
유기농 산슈미린(有機三州味醂)

2년에 걸쳐 장기 당화 숙성시켜 양조한 미림입니다. 감칠맛이 있고 부드러워요. 뿌리채소조림에 살짝 넣거나 간장볶음에 섞어 먹죠. 간장과 미림만으로도 감칠맛을 낼 수 있답니다. /㈜스미야분지로쇼텐((株)角谷文治郎商店)

7
아스케시코미 미카와시로타마리(足助仕込三河しろたまり)

밀과 해염을 원료로 나무통에서 자연 양조한 간장입니다. 제가 가장 좋아하는 조미료지요. 해조류나 채소와 섞어 먹기도 하고, 밥과도 궁합이 좋습니다. 맛국물을 넣은 효과를 즉각적으로 낼 수 있어서 간단히 요리하고 싶을 때 정말 유용해요. /닛토조조㈜(日東醸造(株))

8
유기농 시라우메즈(有機白梅酢)

매실 장아찌를 담글 때 나오는 것이 매실초입니다. 이 제품은 매실초에 붉은 차조기를 넣기 전의 엑기스예요. 소금간이 잘 배어 있어서, 채소나 생선에 양념을 할 때 이것만 뿌려 먹어도 맛있어요. /노교세이산호진 다케우치노엔㈜(農業生産法人 竹内農園(株))

9
혼즈쿠리나마쇼유(本造り生しょうゆ)

나무통에서 2년 이상 장기 숙성시켜 만든 간장입니다. 가열하지 않아 효소가 살아 있는 간장은 어떤 요리에 넣어도 맛을 결정하는 키포인트가 되죠. 기름처럼 질 좋은 제품을 쓰되, 요리에 다양하게 활용해서 단기간에 전부 소비하세요. /오사와재팬㈜(オーサワジャパン(株))

10
고코로노스(心の酢)

'마음의 식초'라는 뜻의 제품명이 정말 좋아요. 뚝심 있는 제법으로 정성껏 만든 식초입니다. 쨍하지 않은 부드럽고 순한 맛이에요. 여름에 간장이나 된장으로 간을 한 요리에 넣으면 독특한 감칠맛이 생깁니다. 상큼한 뒷맛이 필요할 때 써보세요. /도츠카조조텐(戸塚醸造店)

11
ACETO BALSAMICO DI MODENA IGP

발사믹 식초 하면 이탈리아의 모데나산. 저는 피렌체에서 샀는데 풍부하고 깊은 맛이 난답니다. 간장에 섞기만 해도 훌륭한 드레싱이 되죠. 좋은 발사믹 식초를 넣으면 채소 샐러드나 생선 요리도 맛이 한층 살아납니다. 본인 소장품.

12
니지노타마 네리우메(紅玉ねり梅)

심플한 매실 페이스트는 다방면으로 유용합니다. 김밥이나 샐러드, 두부나 채소무침에도 넣을 수 있죠. 미역이나 오이, 참마, 생채소와도 궁합이 아주 좋아요. 간단한 반찬에 변화를 주고 싶다면 꼭 활용해보세요. /우미노세이㈜(海の精㈱)

13
기누고시고마 (시로) (絹ごし胡麻(白))

오랫동안 애용해온 흰깨 페이스트입니다. 입자가 작아서 쓰기 편해요. 조금씩 간장을 섞어서 유화시키면 참깨 무침이 됩니다. 거기다 두유를 섞어 넣으면 마요네즈처럼 즐길 수 있어요. 참깨 소스로도 활용할 수 있답니다. /㈜오무라야(株)大村屋)

14
Unsalted Cashew Butter

해외에 나가면 다양한 종류의 너트버터를 만날 수 있습니다. 땅콩보다 산뜻한 것은 캐슈너트. 이 제품은 샌프란시스코의 오가닉 슈퍼마켓 레인보에서 산 캐슈너트 버터예요. 본인 소장품.

15
유기농 애플소스

유기농 사과를 조리기만 한 심플함이 매력적이에요. 단숟에 섞어서 간식으로도, 또 이유식이나 드레싱으로도 활용할 수 있는 애용품이죠. 사과 본연의 단맛이 난답니다. /BROWN SUGAR 1ST

16
미칸미츠(みかん蜜)

고치 현의 명물인 '이케 공원의 토요일 시장(池公園の土曜市)'은 채소와 빵, 과자 등을 파는 오가닉 마켓의 선구입니다. 이 제품은 거기서 만난 할아버지가 정성껏 채취한 꿀인데, 감귤향이 은근히 나서 맛있어요. 본인 소장품.

17
야마노미츠(山の蜜)

나가사키 현의 자연 완숙 산꿀. 계절의 변화와 벌의 생태에 맞추어 산에 벌꿀을 따러 갑니다. 굉장히 좋아하는 제품이라서 매장에서도 판매하고 있어요. 농후하고 풍부한 맛이 나는 벌꿀이랍니다. /노소하치미츠엔(能祖はちみつ園)

18
Wao Kele Honey

하와이 섬의 마켓에서 산 로허니(가열하지 않은 꿀). 해외에 나가면 종종 파머스 마켓에 들러 식재료를 구합니다. 만든 분들의 이야기를 들으며 신선한 식재료를 살 수 있어요. 본인 소장품.

emi's selection
상비해두면 좋은 식재료

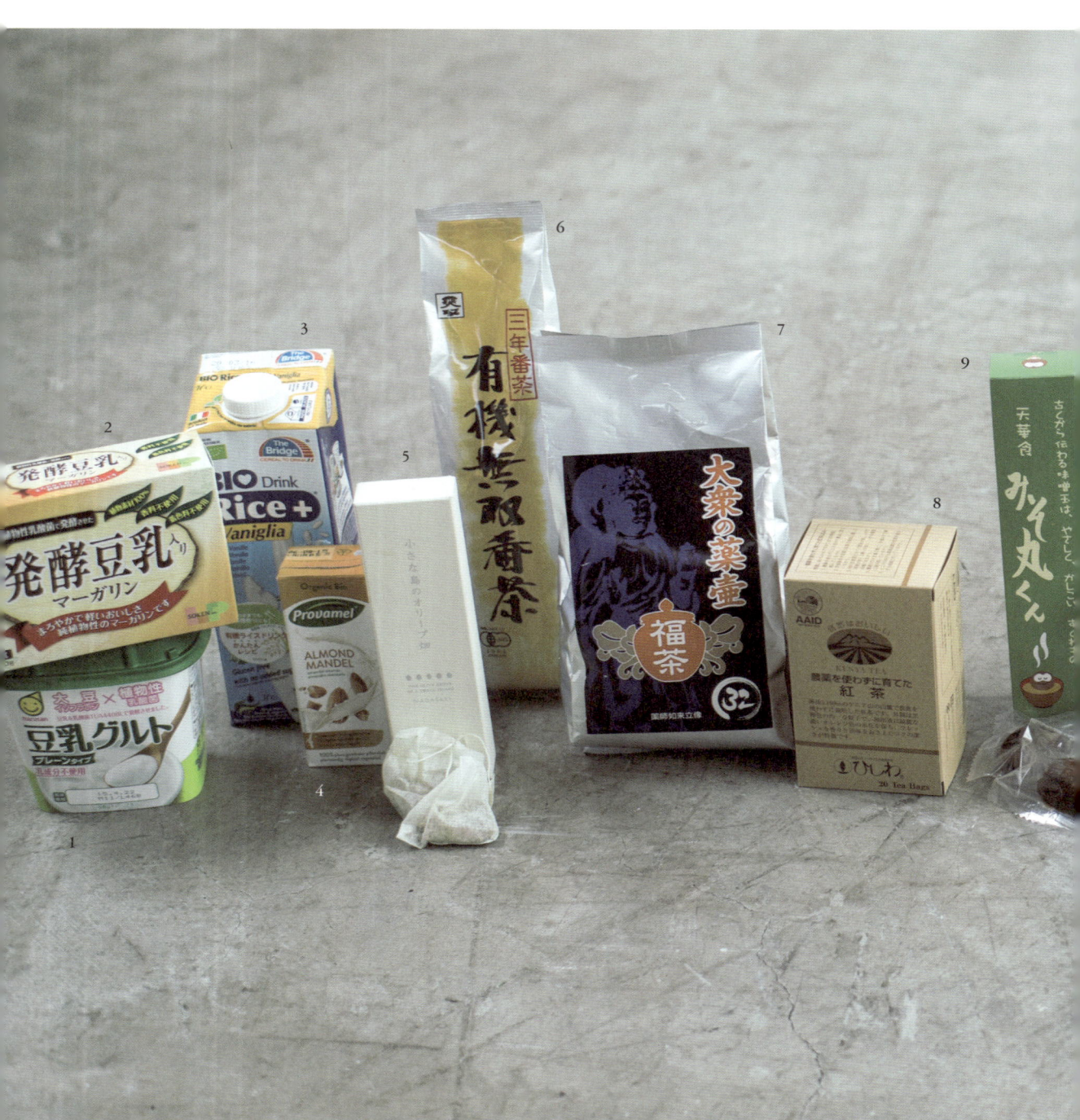

상비해두면 편리한 건조식품부터 아침 대용으로 먹는 음료까지,
우리 집 주방에 늘 있는 제품들을 소개합니다.
자연식품점에서 구한 물건이 대부분이지만, 지방의 직판장에서 산 차도 있답니다.
일상적으로 간편하게 즐겨 먹는 제품들을 모두 모아봤어요.

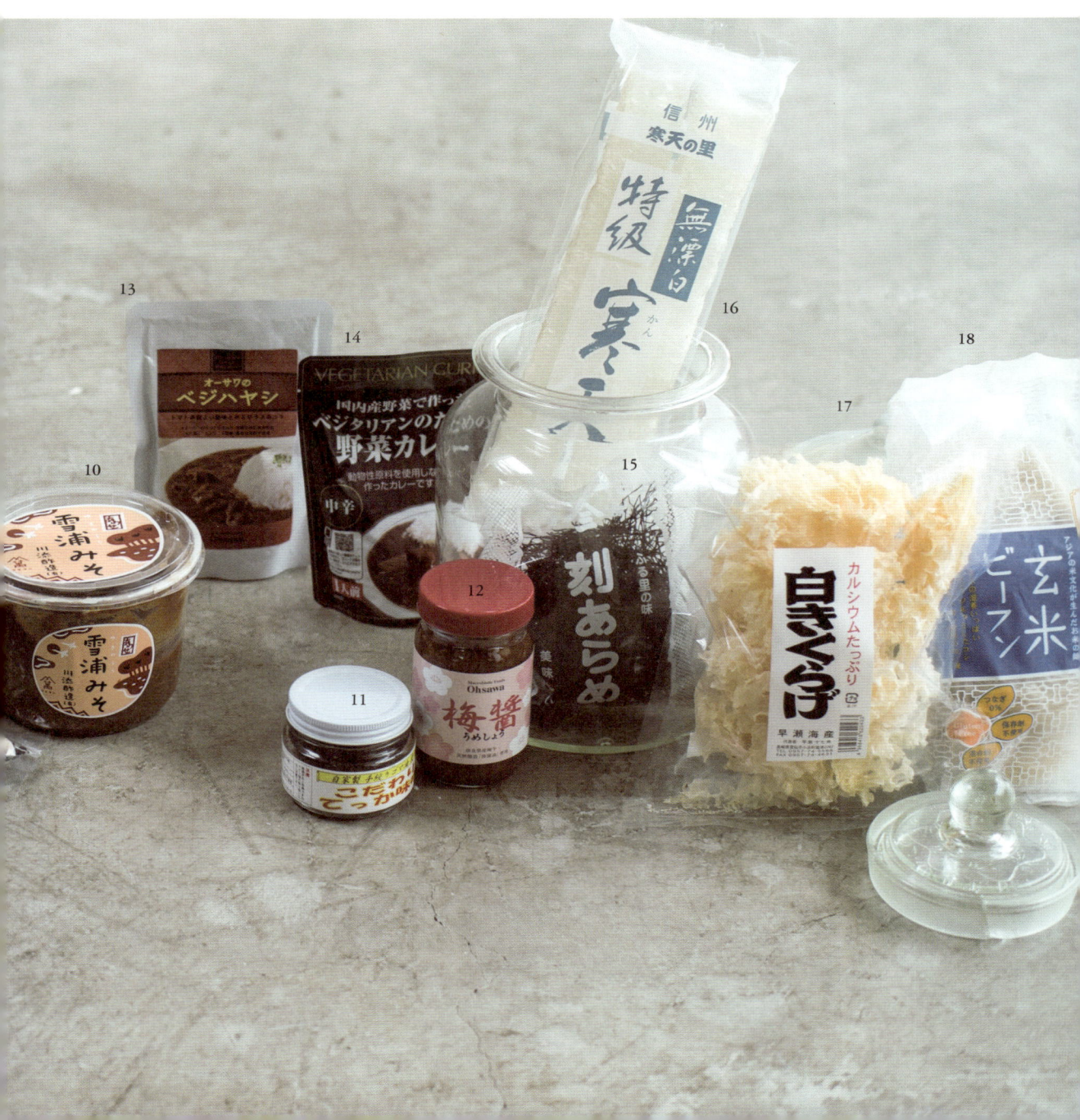

社

1
두유 구루토(豆乳グルト)

해외에서는 종류가 많은 두유 요구르트. 지금까지 직접 만들어 먹었는데, 최근 큰 사이즈의 시판 제품이 나왔답니다. 시리얼이나 과일, 건자두와 함께 먹어요. /마루산아이㈜(マルサンアイ㈱)

2
발효 두유를 넣은 마가린

마치 버터 같은 고소한 맛이 놀라운 식물성 마가린. 빵을 좋아하는 비건이라면 분명 아주 만족할 거예요. 벌꿀과 함께 벌꿀 버터 토스트를 만들어보세요. /㈜소켄샤(㈱創健社)

3
The Bridge Rice drink(vanilla)

라이스밀크는 은근한 단맛이 특징입니다. 요즘은 매일 아침 밀크티에 넣어 먹어요. 너트밀크보다 산뜻하고 부드러워서 마시기 좋습니다. 쌀로 만들어서 안심하고 먹을 수 있는 밀크예요. /㈜미토쿠(㈱ミトク)

4
Provamel Organic Almond Milk

음성인 두유 대신 요즘은 너트밀크를 즐겨 마십니다. 아몬드밀크는 감칠맛이 나서 홍차나 곡물커피에 넣어 먹어도 맛있어요. 유기농이 아닌 제품에는 혼합물이 많으니 주의하세요. /CHOOSEE

5
올리브 현미차

나가사키 현의 Kuu에서 파는 차입니다. 작은 섬에서 올리브를 길러 가족끼리 만든, 쌉쌀한 맛이 일품인 건강차랍니다. 참고로 Kuu에서는 요가 선생님이자 테라피스트인 이노우에 씨가 나나데코르의 상품도 판매합니다. / 작은 섬의 올리브 밭(小さな島のオリーブ畑)

6
유기농 무소반차(有機無双番茶)

몸을 데워주는 반차. 매크로비오틱에서 항상 마시기를 권하는 몸에 좋은 차입니다. 반차에 머스캣* 등의 과일을 넣어서 젤리처럼 만들어도 맛있어요. /무소㈜(ムソー㈱)

7
후쿠차(福茶)

구마모토 현의 직판장에서 산 후쿠차는 약초를 섞은 건강 차입니다. 보리차보다 향이 좋고 다양한 약초가 들어 있는데도 떫지 않아서 마시기 좋아요. 한꺼번에 많이 만들어두고 자주 마신답니다. 본인 소장품.

8
히시와 홍차 티백

티백 하나만 우려도 농도가 꽤 짙어서, 티백 한 개로 두 잔분을 우릴 수 있습니다. 떫은맛이 없어서 라이스밀크에 넣어 풍미를 더하면 로열 밀크티 같은 맛이 나요. /㈜히시와엔(㈱菱和園)

9
미소마루쿤(みそ丸くん)

된장볼과 건미역이 소분되어 있어요. 이것 하나면 된장국 완성이랍니다. 된장국은 양질로 먹고 싶어서 인스턴트라도 제대로 만든 제품을 고릅니다. /리마이케지리오바시텐(リマ池尻大橋店)

* 머스캣: 세계에서 가장 오래된 포도 품종

10
유키우라미소
(雪浦みそ)

나가사키 현의 가와조에스야라는 회사에서 만드는 이 된장을 요즘 가장 좋아합니다. 클래식 음악을 들려주며 숙성시킨 부드러운 맛이에요. 아와세미소*와 무기미소** 등 몇 종류를 상비해두고 쓴답니다. /가와조에스야㈲(川添酢造(有))

11
고다와리 뎃카미소
(こだわりてっか味噌)

채소를 잘게 썰어서 된장에 볶은 제품으로, 밥에 뿌려 먹습니다. 소량으로도 기운이 나죠. 하지만 만들기 매우 번거로워서, 저도 리마 쿠킹 스쿨의 수업과 시식회를 제외하고는 직접 만든 적이 없어요. /고쿠사이야(こくさいや)

12
오사와 우메쇼
(オーサワうめしょう)

매실장은 냉장고에 하나쯤 있으면 편리한 식재료입니다. 피곤할 때 차에 타서 저녁에 한 잔. 맛있게 느껴진다면 몸에 필요하다는 뜻이니, 컨디션을 체크하는 지표로도 쓸 수 있어요. /오사와재팬㈜(オーサワジャパン(株))

13
오사와 베지하야시
(オーワのベジハヤシ)

오사와에서 나오는 하야시라이스는 바쁜 날의 식사에 딱이라 정말 좋아요. 자주 주문한답니다. 단맛과 감칠맛이 있어서 누구나 거부감 없이 먹을 수 있어요. /오사와재팬㈜(オーサワジャパン(株))

14
채식주의자를 위한 채소카레

바쁜 날 유용한 레토르트 식품. 남자가 먹어도 포만감을 느낄 수 있는 이 카레를 상비해둡니다. 풍미도 깊고, 밥만 있으면 금방 만들 수 있답니다. /사쿠라이쇼쿠힌㈜(桜井食品(株))

15
가쿠아라메(核あらめ)

대황은 매크로비오틱에서 자주 쓰는 해조류죠. 금방 불어나니 조리 직전에 뜨거운 물에 담가두면 됩니다. 톳보다 자잘해요. 불린 뒤에는 간장과 참기름으로 간단히 무쳐 먹습니다. /제조: 미타쇼텐(三田商店), 판매: 리마이케지리오바시텐(リマ池尻大橋店)

16
돗큐보칸텐(特級棒寒天)

막대 모양의 한천은 여름에 젤리나 두유푸딩을 만드는 재료. 물에 불리고 녹여서 섬유질이 된 한천을 샐러드에 넣어 먹으면 위가 디톡스되는 기분이 듭니다. /기타하라산교㈜(北原産業(株))

17
흰목이버섯

피부에 좋은 쫄깃한 식감이 매력적인 흰목이버섯. 뜨거운 물로 금방 불릴 수 있다는 점도 좋습니다. 부피가 커지니 조금씩 불리세요. 맛이 담백해서 다른 해조류와도 잘 어울립니다. /가이코노사토(海幸の里)

18
현미 미펀

뜨거운 물로 금방 불릴 수 있는 미펀. 이 제품은 현미라서 먹으면 든든합니다. 채소와 함께 볶아도 맛있고, 스프 누들이나 샐러드와도 잘 어울려요. 중화풍 양념과도 궁합이 좋죠. 출출할 때 먹어보세요. /㈜야무야무(株)ヤムヤム)

---

* 아와세미소: 두 종류 이상의 된장을 섞어 만든 된장
** 무기미소: 보리누룩으로 만든 된장

아름다워지는 식탁
special guest

야노 시호

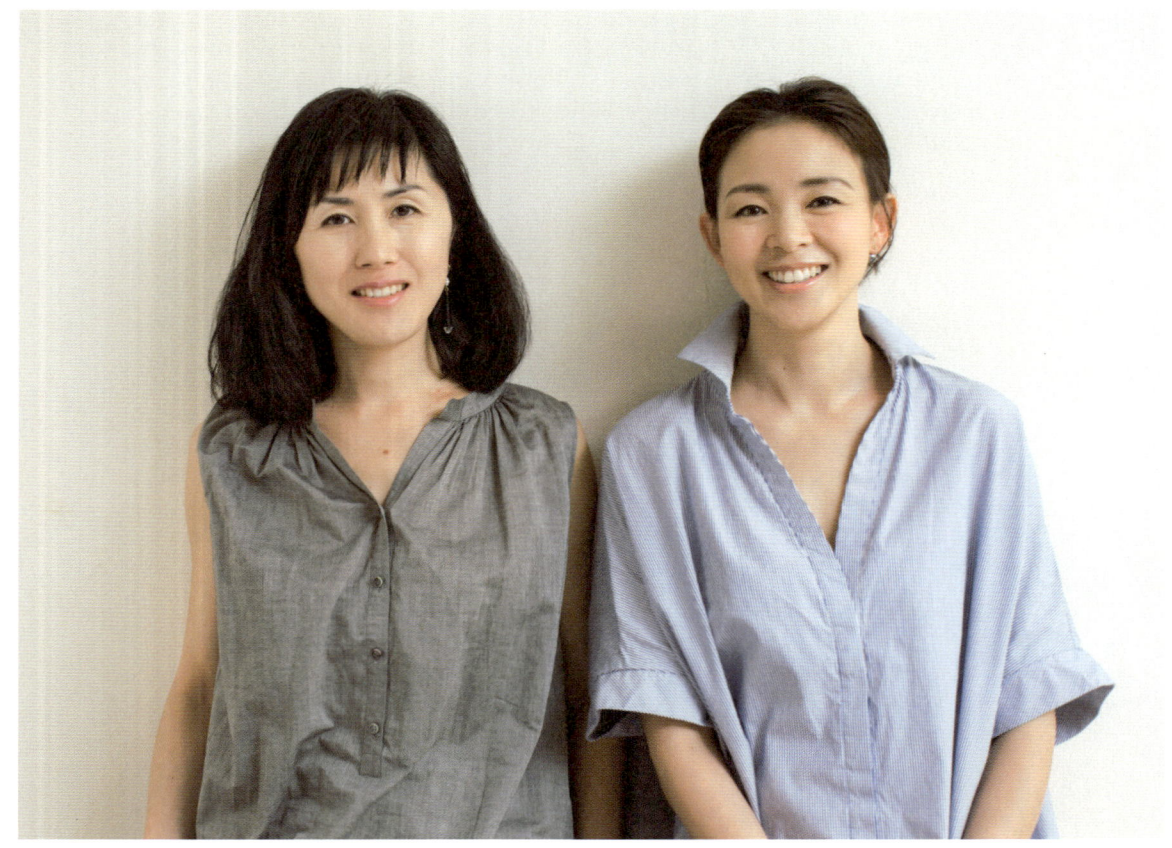

"원하는 몸을 만들기 위해 필요한 음식을 고르게 되었어요."

모델, 브랜드 디렉터, 때로는 요가를 가르치는 선생님.
다양한 얼굴을 가진 시호 씨는 일과 육아로 언제나 활발하게 움직이는
친구이자 동지입니다. 바쁜 생활 가운데서도 싱싱한 아름다움을 잃지 않는
시호 씨의 '식생활'에 관한 소신을 들어보았습니다.

시호 씨와 오래 알고 지내며 느낀 점은, 그녀가 '먹는 것'을 즐기는 덕분에 과하게 마르지 않은 이상적인 몸과 촉촉한 피부를 지니고 있으며, 언제나 건강하고 활기차다는 것입니다. 어릴 때는 밤늦도록 함께 식사한 다음 날에도, 아침 일찍 반짝이는 피부로 촬영 현장에 나타나는 등 체력도 아주 강했답니다. 그런 체력과 컨디션을 흔들림 없이 유지할 수 있기에 오랫동안 톱 모델로 인정받고, 또 누구보다도 활력 있게 바쁜 일정을 소화할 수 있는 거겠지요.

사람의 아름다움은 겉모습뿐만 아니라 안쪽에서도 번져 나오는 것. 오가닉 화장품을 쓰거나 메이크업을 한다고 해서 아름다움으로 직결되지는 않습니다. 자신을 빛내며 살아가는 데 베이스가 되는 것은 식사, 다시 말해 '무엇을 먹을지'입니다.

"과거를 되돌아보면 제 20대는 좋아하는 일을 하고, 좋아하는 음식을 양껏 먹으며 겉모습을 관리하는 데 신경 썼던 시기였어요. 그런데 30대가 되면서는 몸 안쪽을 관리하기 시작했죠. 즉 무얼 먹으면 몸에 어떤 영향이 나타나는지 주의를 기울이고, 원하는 몸을 만들기 위해 필요한 음식을 고르게 되었답니다. 그저 좋아하는 음식을 먹기보다, 우선은 원하는 몸을 만들려면 어떤 식사법이 필요한지 자기 나름대로 생각해봐야 하죠. 다양하게 시도해보고, 체질에 맞는 음식을 확인해가며 바꾸어나가는 거예요. 저는 몇 시에 뭘 먹었는지 하는 식사 내용에 따라서 다음 날 몸 상태와 지방이 붙는 형태, 배변 컨디션이 어떻게 달라지는지 이것저것 체크하고 있어요. 여러 가지를 시도해본 끝에 지금의 제게 맞는

야노 시호는 1976년 시가 현에서 태어난 22년차 모델. 여성들의 폭넓은 지지를 얻고 있으며, 그녀가 크리에이티브 디렉터로 활약 중인 브랜드 또한 화제몰이 중이다.
http://shihostyle.com을 확인해보세요!

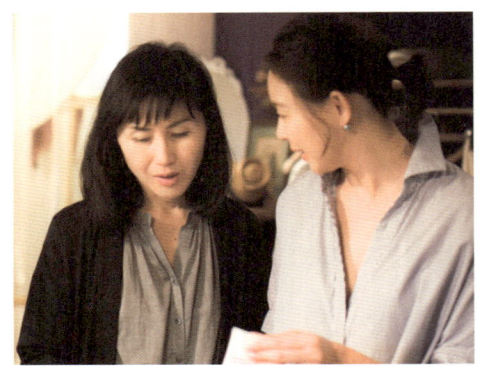 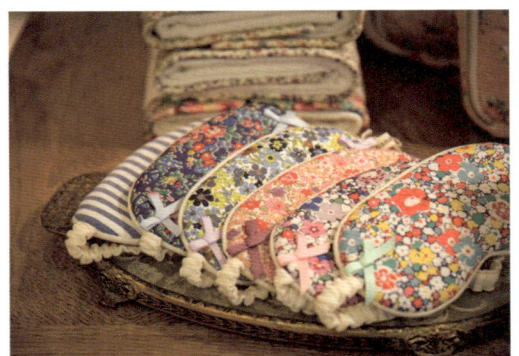

최고의 방식을 고를 수 있게 되었답니다."

'이런 몸을 만들고 싶으니 이런 음식을 이렇게 먹자.' 자신의 이상을 목표로 식생활을 바꾸어나간 시호 씨. 모델다운 발상이지만, 우리도 원하는 몸을 구체적으로 그려보면 이상이 현실로 다가올지도 모릅니다.

"제 이상은 건강하고 유연하며 싱싱한 몸이에요. 여성스러운 곡선이 적당히 있으며 중심이 잡힌 몸, 굴곡과 리듬감이 있는 탱탱한 몸을 동경합니다."

바로 우리가 보는 시호 씨의 몸입니다. 평소의 식생활은 어떤지 물어보자, 격투기 선수 남편을 둔 시호 씨다운 대답이 돌아왔습니다.

"신선한 제철 채소와 단백질 위주로 먹고, 탄수화물을 자제하려고 노력해요. 살코기나 비계가 없는 닭고기 등을 먹으면 몸에 탄력이 잘 붙고, 탄수화물을 지나치게 섭취하면 몸이 퍼지기 쉽답니다. 탄수화물 섭취는 백미보다 현미로, 채소는 그린 스무디나 샐러드로 먹죠. 색이 짙은 생채소와 잎채소에는 정화작용이 있다고 해서 적극적으로 섭취하려 노력합니다. 나이가 들면 대사 능력이 떨어져서 쉽게 살찌는 만큼, 같은 양을 먹는다면 식사 내용을 바꾸는 것이 중요해요. 제대로 먹지 않으면 곧바로 피곤하거나 나른해지고, 피부가 거칠어지거나 수척해지는 등 몸 상태가 변하는 게 느껴지거든요."

이렇게 몸의 신호를 놓치지 않고, 매일매일 그에 맞춰 식사를 하는 것도 중요하겠지요. 시호 씨는 올해부터 심기일전해서 적당한 운동을 꾸준히 해나가기로 결심했습니다. 정기적으로 몸을 재점검하는 습관을 들이지 않으면, 체내순환이 이루어지지 않아 노폐물이 쌓이고 살이 찌는 느낌이 들었기 때문이죠.

"작년은 육아도 있어서 거의 운동을 못했어요. 운동을 안 하니까 몸에 신경을 안 써서 점점 배 주변에 군살이 붙었죠. 어느 틈에 옷이 안 어울리게 돼서 직업상 위기를 느낀 시기도 있었어요. 올해부터는 마음을 새롭게 먹고, 아침에 일어나면 요가를 30분~1시간 정도 한 뒤 명상을 합니다."

매년 개최되는 일본 최대의 요가 축제인 '요가 페스타'에서도 강사로 활약하고 있는 시호 씨. 요가 집중 합숙을 통해 스스로를 트레이닝하고, 학생들을 가르치기 위한 어시스트 공부도 막 끝냈다고 합니다. 육아를 하면서도 스스로를 갈고 닦는 시간 또한 소중히 여깁니다.

"세 달에 한 번 정도는 클렌즈 주스로 몸속을 청소하고, 혈액검사를 통해 부족한 영양소를 파악해서 영양제로 보충해요. 각자가 몸을 정돈하기 위한 나름의 방식을 찾아야 한답니다. 결혼해서 아이가 생기고 날마다 할 일이 많아지면 자기만의 시간이 없어지죠. 하지만 나만의 시간을 갖는 건 매우 중요합니다. 네일 숍이나 미용실에 가는 등 스스로를 케어하는 시간, 몸과 마음을 살펴보며 리프레시하는 시간도 필요하죠. 때로는 맛있는 음식을 먹으며 편히 쉬는 것도 잊지 마세요."

식사에 따라 성격이 변하기도 합니다. 채식동물은 온순하고 육식동물은 공격적이죠. 비건은 섬세하고 민감해지기 쉽습니다.

"뷔페에 가서 주변을 살펴보면, 체격이나 체형에 따라 먹는 종류와 양이 달라요. 고기 중심인지 채소 중심인지, 양과 질 중 어느 것을 중시하는지 등 식사를 통해 그 사람이 드러납니다. 음식은 그 사람을 만든다는 사실을 잘 알 수 있어요. 균형 잡힌 음식을 제대로 섭취하면 면역력이 높아져 병에 잘 걸리지 않으며, 부실하게 먹으면 컨디션이 쉽게 망가집니다. 무엇을 먹었는지가 명백하게 몸에 드러나는 거죠."

제철 음식을 먹는 것도 중요합니다. 시호 씨를 보면 그녀가 언제나 몸의 목소리에 주의를 기울인다는 점이 느껴집니다. 무엇을 하고 싶은지, 어디에 가고 싶은지, 어떤 음식을 먹고 싶은지. 몸의 목소리에 귀를 기울이는 건 스스로에게 솔직해지는 일이기도 하죠.

"먹고 싶다는 생각이 드는 음식은 몸이 필요로 하는 음식이에요. 저는 되도록 그 목소리를 따르려고 노력합니다. 또, 어째서 먹고 싶은 건지 그 이유에 대해서도 생각해보죠. 아주 달콤한 것이 먹고 싶다면 '내가 지금 피곤하구나.'라고 짐작하는 등 음식은 몸 상태를 알려주는 척도죠. 그래서 저는 항상 몸의 목소리에 주의를 기울인답니다. 요가를 시작한 이후, 식사는 배를 채우기 위한 것일 뿐만 아니라 음미하기 위한 것이기도 하다는 사실을 깨달았어요. 채소에는 아름다운 색채와 저마다의 깊은 맛이 있으며, 천천히 씹어 먹으면 별로 많이 먹지 않아도 포만감을 느낄 수 있다는 사실도 알게 되었죠."

안 먹는 음식도 있느냐는 질문에 시호 씨는 즉시 답했습니다.

"식품첨가물이나 합성보존료, 방부제 등을 사용한 음식은 자제하려고 노력해요. 즉석 레토르트 식품이나 컵라면 등도 되도록 사지 않고요. 가능한 한 비건이나 오가닉 푸드 카페에서 파는 것, 직접 만든 것이나 전문점에서 파는 제품을 고릅니다. 가공품은 반드시 뒷면의 표시를 확인해서 식품이 아닌 물질이 표

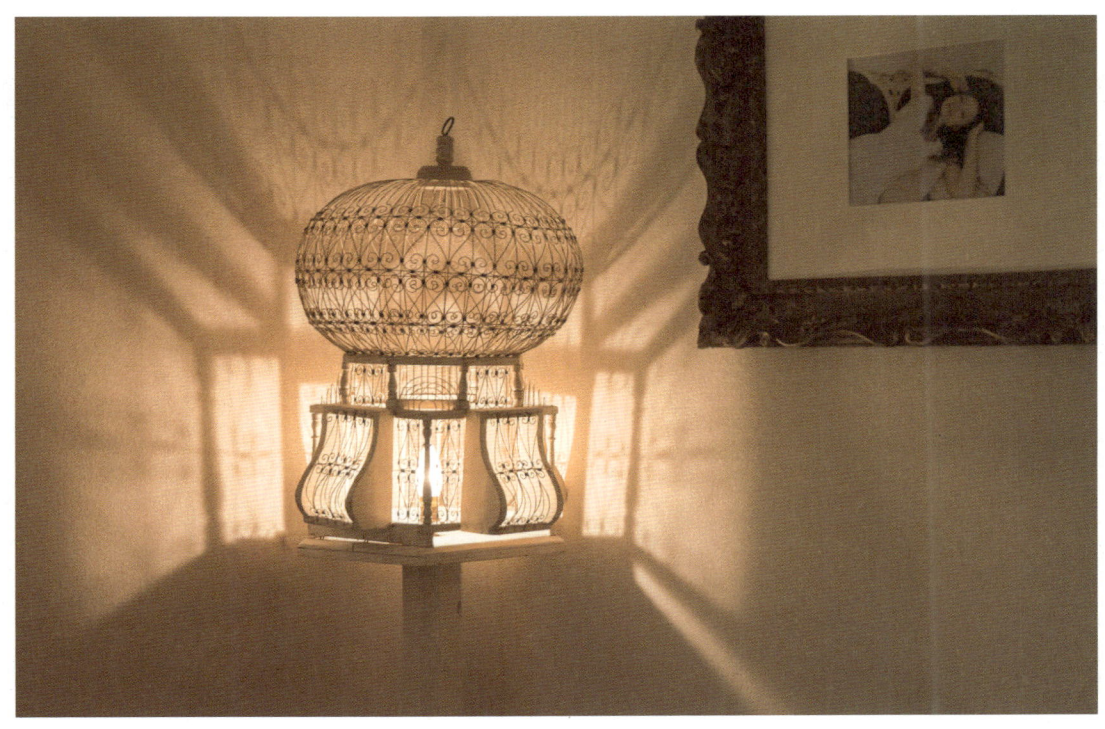

기되어 있으면 피하기도 하고요. 슈퍼마켓에서는 원산지를 보고 어떤 토지에서 어떻게 기른 물건인지 상상하며 구입하죠. 먹을 때는 '잘 먹겠습니다.'라고 말하며 감사하는 마음을 잊지 않아요."

식습관을 바꾼 후 몸 상태는 어떤지 물어보았습니다.

"우선 컨디션이 나빠지는 경우가 거의 없어요. 피부 상태도 좋고요. 식사가 편중되면 얼굴색이 나빠지거나 생기 없어 보이죠. 몸을 산화시키는 음식은 노화를 촉진하고, 염분이 많으면 쉽게 부어요. 현명하게 식재료를 선택해서 먹으면 다이어트를 따로 하지 않아도 얼굴 부기가 빠져서 날씬해 보입니다. 예쁜 사람일수록 식사에 소신을 가지고 맛있는 음식을 잘 챙겨 먹지요. 무조건 음식을 제

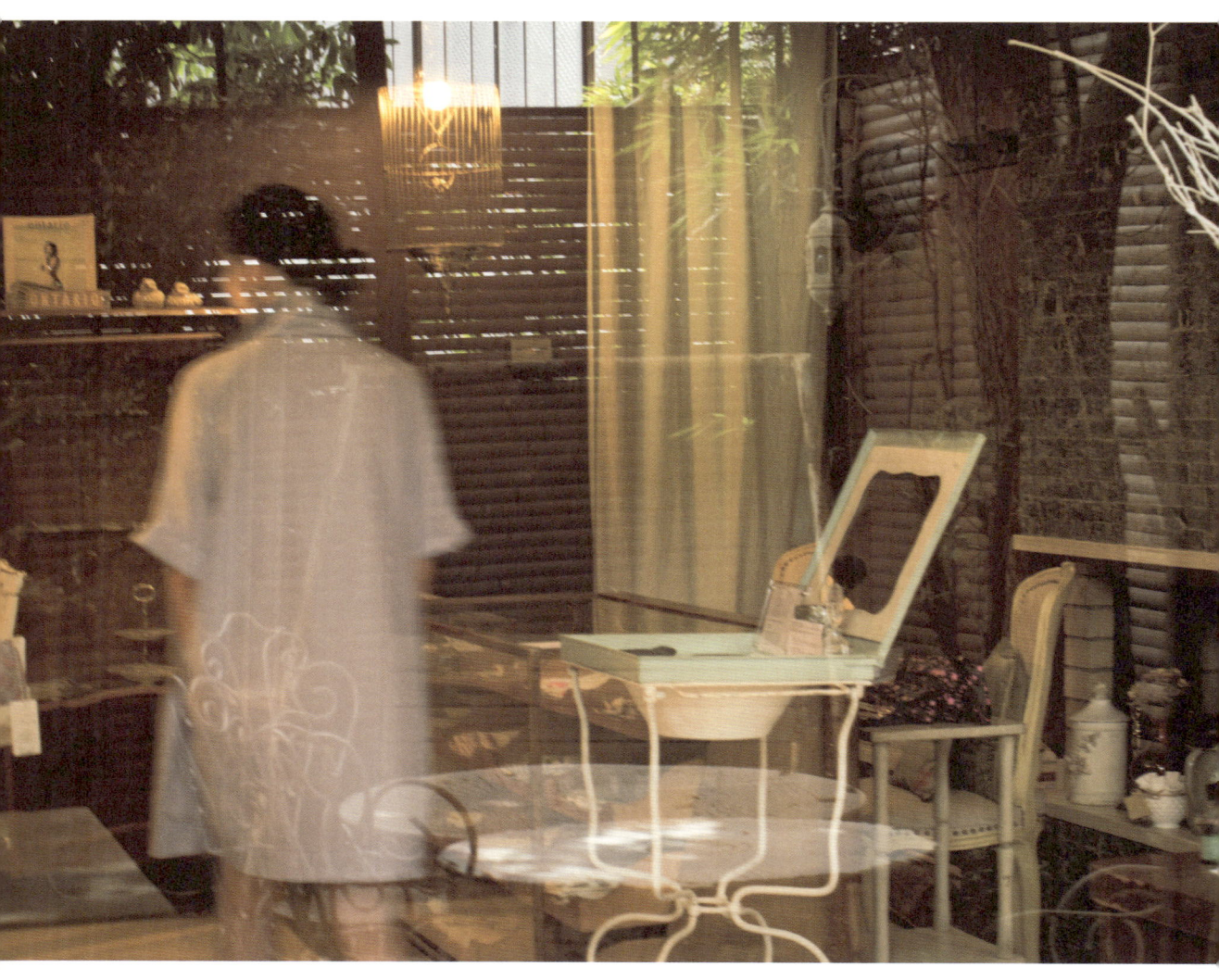

한하지 말고, 맛있고 즐겁게 먹는 게 중요하답니다."

맛있게 먹으면 몸에도 좋습니다.

"요즘 성장기 아이들을 보면 음식에 따라 체질이나 체형이 변하는 게 느껴져요. 딸은 과일을 무척 좋아하고 나무 열매를 잘 먹어서 날씬하고 가벼운 체형이에요. 친구네 아이는 딸보다 어리지만 하체가 튼튼하고요. 그 아이는 곡물과 뿌리채소류 등 땅에 뿌리내린 것을 잘 먹는대요."

음식이 몸을 만듭니다. 그러니 우리의 건강은 우리가 고른 음식에 달려 있다고 할 수 있지요.

"우선은 식사를 재점검하고 체질을 잘 파악해보세요. 뭘 먹으면 어떻게 되는지는 사람에 따라 다르니, 스스로 자기 몸의 관리인이 되어 잘 맞는 음식을 찾아나가는 거죠. 몸은 솔직합니다. 신경 써서 식사나 생활 스타일을 바꿔나가면 점점 변하는 게 느껴지죠. 그 과정이 정말로 즐겁답니다. 제 주변의 에너지 넘치는 어르신들은 모두 식사와 자기관리에 대한 의식 수준이 높아요. 나이 들어서도 활기차게 지낼 수 있을지 없을지는 자기관리에 달려 있죠. 정열과 신념을 지니고 살아가는지, 무엇을 선택해서 먹는지가 중요하답니다."

몸에 좋은 음식은 생각 없이 먹을 때보다 효능을 믿으며 먹을 때가 효과가 잘 나타납니다.

"좋은 음식이라도 본인이 먹기 싫어하면 몸에 효과가 없어요. 먹기 싫을 때 좋은 음식을 먹는 것보다, 먹고 싶을 때 패스트푸드를 먹는 편이 뇌에 좋다는 뇌과학자의 연구도 있었죠. 뭘 먹어도 좋아요. 본인이 좋아하는 음식과 몸에 좋은 음식을 조화롭게 섭취하는 것이 현명한 식습관입니다."

몸에 맞는 음식을 즐겁게 먹으며 이상적인 자신을 만들어보세요.

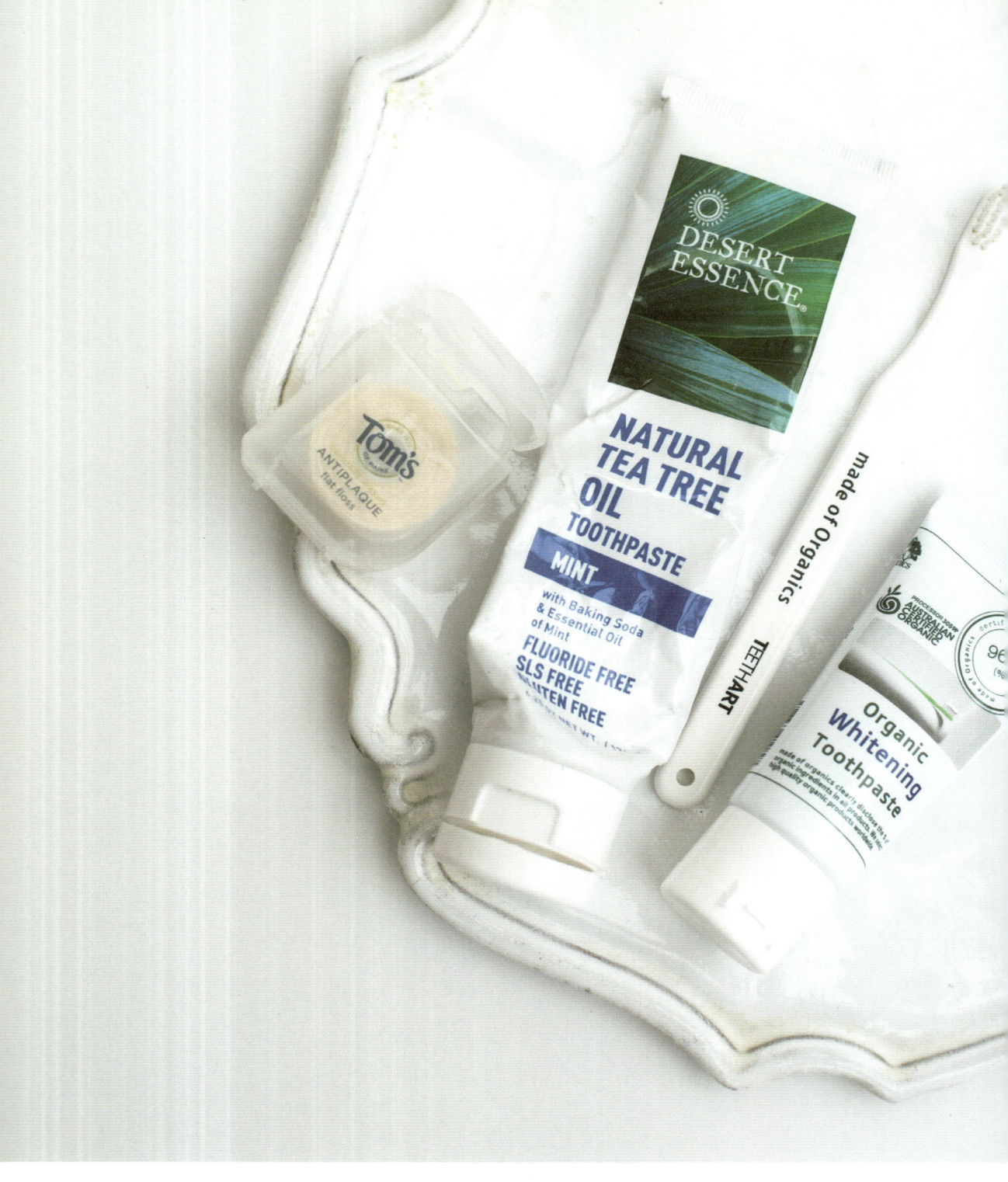

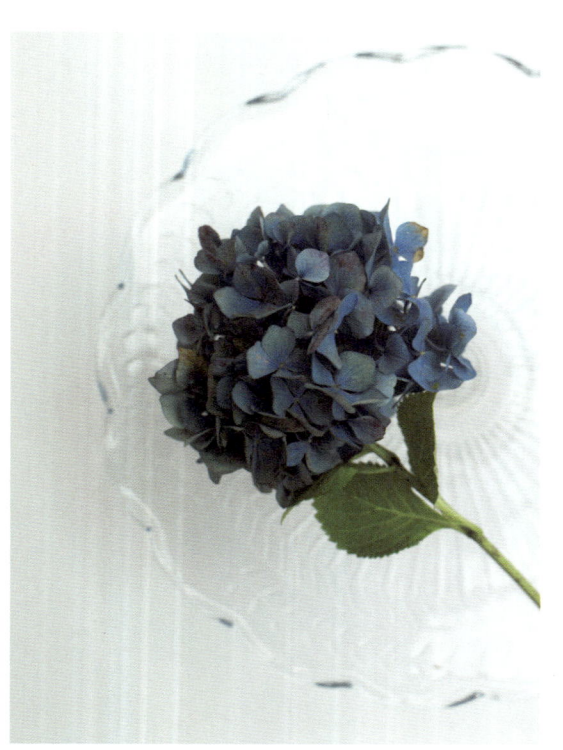
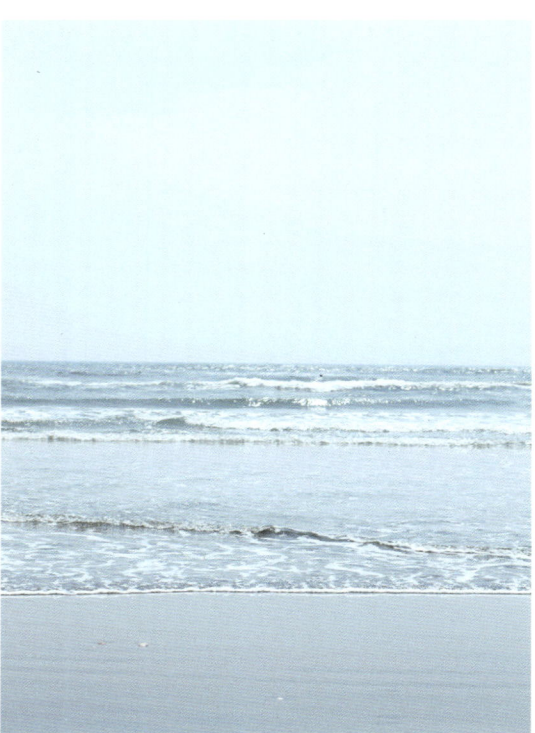

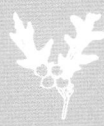

아름답게 관리하기
—— Care yourself ——

아름다운 사람은 나이가 들수록 더욱 빛이 납니다.
오가닉 화장품을 쓴다고 무조건 예뻐지는 것은 아닙니다.
자연을 받아들이는 깨끗한 몸과 마음이 밑바탕이 되어야
비로소 그 혜택을 더 큰 힘으로 바꿀 수 있답니다.
몸의 리듬이 바로잡히면 언제나 건강을 유지할 수 있습니다.
그런 좋은 순환을 목표로 삼아보세요.

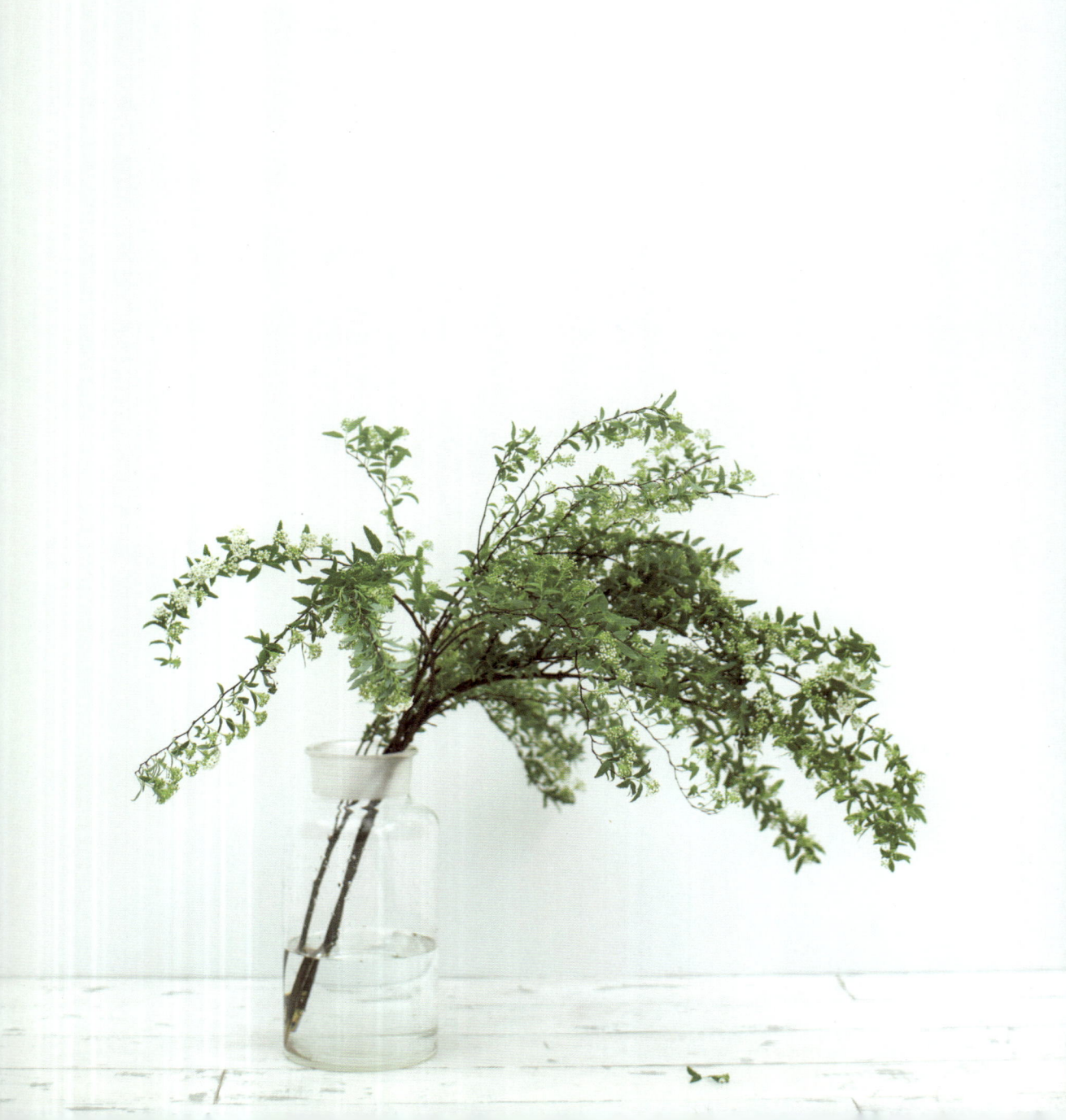

내 최고의 컨디션을 아시나요?

여러분은 어떤 자신이 되고 싶나요? 눈에 보이는 모습뿐만 아니라 피부와 머리카락의 컨디션, 체중과 몸 상태 등 본인만 아는 부분도 포함해서요. 어떤 자신이 되고 싶은지, 다시 말해 어떤 상태가 내 최고의 컨디션인지 정확히 파악해보세요. '어떤 상태일 때 컨디션이 가장 좋은지'를 파악하는 일은 무척 중요합니다. 피부도 몸도 언제나 컨디션이 좋다면, 항상 100퍼센트의 에너지로 어떤 일에든 임할 수 있을 테니까요.

수면시간은 몇 시간이 적당한지, 아침으로 무엇을 먹는지, 점심때는 몇 시에 무엇을 먹는지, 과식한 다음 날을 어떻게 보내는지, 일주일에 하루쯤 디톡스 데이를 두고 있는지, 어떤 타입의 요가를 배우는지, 결리거나 응어리진 곳은 없는지, 나와 잘 맞는 트레이너 테라피스트가 있는지, 한 달에 어느 정도의 주기로 마사지나 침 치료를 받으러 가는지, 생리를 보름달과 함께 시작하는지, 아니면 초승달과 함께 시작하는지…….

이런 식으로 현재 본인의 상태를 파악하기 위해 하나하나 살펴보는 거죠. 가령 수면의 경우, 많이 잤더니 기분은 좋아졌으나 하루 종일 머리가 멍하고 몸이 나른하다면 그것은 적합한 수면 방식이 아닙니다. 한편 밤 12시에 자서 아침 7시에 일어났더니 머리가 상쾌하게 맑아졌다면, 그것이 자신에게 가장 잘 맞는 수면 방식입니다. 물론 최적의 방식을 고수할 수 없는 경우도 종종 생기기 마련입니다. 하지만 여러 가지 '좋은 상태'를 몸에 익혀두면, 컨디션이 나쁠 때 그 상태로 되돌아가려는 힘이 생깁니다. 그러니 본인의 최고 컨디션을 파악해서, 항상 생기 있는 몸 상태를 유지해보세요.

몸과 마음은 이어져 있다

몸은 자신의 의식에 따라 바뀝니다. 원하는 자신의 모습이 구체적일수록 결과가 빨리 나오죠. 어떤 체형을 유지하고 싶은지 생각해본 후, 무리 없이 생활 속에서 실행할 수 있으며 자신에게 잘 맞는 운동을 찾아보세요. 저는 현재 일흔이 넘었는데도 부부 동반으로 스키와 해양스포츠를 즐기고 날마다 근육 트레이닝과 스트레칭을 하는 부모님 밑에서 자라서 운동을 일상적으로 꾸준히 해왔습니다.

겨울에는 스키나 스노보드, 따뜻해지면 서핑이나 스노클링을 즐깁니다. 자연의 품에서 스포츠를 즐기면 자아가 해방되고 마음도 치유됩니다. 매일 꾸준히 하는 조깅이나 요가를 통해서는 저의 몸을 마주보게 되지요. 양쪽 다 제게 필요한 운동이며, 세계 어디를 가더라도 즐길 수 있답니다. 게다가 인생이 좀 더 풍요로워져요. 부모님처럼 언제까지나 건강하고 활기차게 지내고 싶어서, 또는 건강과 체형 유지, 미용을 위해 운동을 하기도 하지만, 그보다 더 큰 목적은 저 자신의 밸런스를 유지하며 긍정적으로 살기 위함입니다.

제 주변의 달리기하는 여성들은 하나같이 멋집니다. 저는 매일 아침 30분 약 5킬로미터 달리는 것을 목표로, 집에서 나와 마음 가는 곳으로 달린 뒤 15분이 지나면 되돌아옵니다. 이렇게 왕복 30분을 달린답니다. 뛰거나 걸을 때는 올곧은 자세로 복근에 힘을 줍니다. 똑같은 달리기라도 근육을 올바르게 사용해서 운동 효과를 내고 싶으므로, 발이 땅에 닿는 순간 배와 엉덩이 근육을 주먹

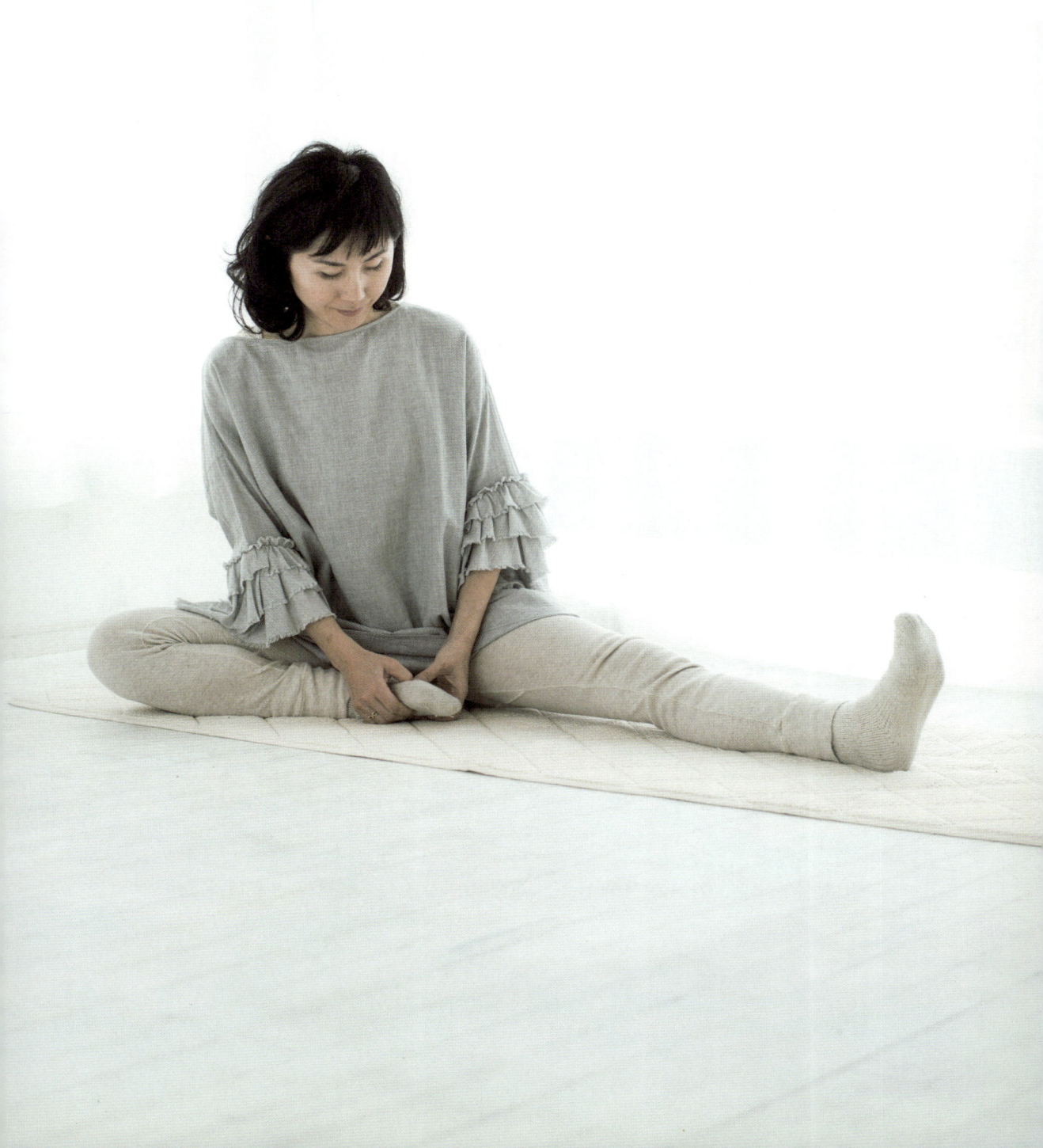

으로 통통 두들기며 근육에 힘이 들어가도록 깨웁니다. 예전에는 호놀룰루 마라톤을 완주하기도 했답니다. 정기적으로 달리기를 하면, 달릴수록 몸이 가벼워지고 기분이 좋아집니다. 그래서 조금씩이라도 계속 달리고 싶어요.

요가를 통해서는 저 자신을 리셋합니다. 호흡하며 자세를 취하고, 늘인 부위에 의식을 집중시키면 뭉쳤던 곳이 풀립니다. 폐는 자신의 의지로 움직일 수 있는 유일한 내장기관입니다. 깊이 호흡하는 것만으로도 몸 안쪽이 따뜻해지며 정신이 깊은 곳으로 가라앉죠. 몸이 이완되고 마음이 채워지며, 끝나면 묘한 만족감마저 듭니다.

예전에 겐 하라쿠마 선생님(130쪽)께 아슈탕가 요가를 배웠습니다. 아슈탕가는 낯익은 태양 예배 자세로 시작해서 정해진 자세를 연습해나감에 따라 차차 난이도 높은 자세도 자연스럽게 취할 수 있게 되는 요가 방식이에요. 템포에 맞추어 움직이는 엄격한 자기 수련 요가죠. 몹시 바쁠 때, 고민이 생겼을 때, 머리가 복잡해서 마음을 비울 필요가 있을 때 저는 아슈탕가 요가의 도움을 받았습니다. 겐 선생님은 스트레스에 짓눌리며 바쁜 현대사회를 살아가는 사람들을 본연의 모습대로 살도록 이끌어주십니다. 요가를 통해 스트레스를 다루는 방법과 마음을 컨트롤하는 방법을 알려주시죠. 제겐 몸의 움직임이 마음으로 연결된다는 사실도 깨우쳐주셨답니다.
한편 시바난다 요가는 여성의 몸을 이완해서 긴장을 풀어줍니다. 도모나가 요가학원의 도모나가 준코 원장님은 항상 다정하고 활력 넘치며 아름다워서, '저렇게 나이 들고 싶어.'라는 생각이 절로 드는 저의 본보기입니다. 그래서인지 학원을 오래 다닌 분일수록 건강하더군요. 작년에 은퇴하신 유자와 선생님의 연세는 무려 여든하나! 학원을 몇십 년이나 다닌 실버 클래스 분들은 자세도 발성도 동작도 저보다 생기발랄합니다. 끈기는 보상을 받는 법이죠.

도모나가식 요가는 몸 말단인 발끝에서 시작해서 전신을 풀어나가며 그달의 자세로 들어갑니다. 몸이 붓는 여름, 감기철, 소화가 잘 안 되는 시기 등 계절에 맞추어 몸을 조절해주지요. 수업 중에는 머릿속이 깨끗해져서 반쯤 명상을 하는 듯한 기분이 듭니다. 원장님은 자녀 셋을 키우면서 인도의 아시람에 수행하러 가는 등 일과 육아를 병행해온 커리어 우먼의 선구자입니다. 갖은 고생 끝에 지금의 학원을 세운 원장님은, 요가의 이점을 전파함과 동시에 여성이 건강하고 생기 있는 나날을 보내도록 아낌없이 조언해주십니다. 체구는 작지만 수업 중에는 후광이 비치듯 커 보여요. 저도 원장님처럼 우아하고 자세가 곧은 여성, 상냥하면서도 장난기 있고 귀여운 여성이 되고 싶습니다. 이렇게 배워온 동작은 시간이 날 때 혼자 조금씩 해본답니다. 제게 운동이란 더욱 풍요로운 삶을 살기 위해 평생 계속해나가는 것입니다.

심호흡과 몸의 올바른 움직임

책상 앞에 앉아 있는 시간이 길어지면 몸이 저절로 굳습니다. 여러분도 다리를 꼬거나 안 좋은 자세를 취하는 등 저마다 나쁜 버릇이 있을 테지요. 호흡 정체사인 모리타 아이코 선생님은 침도 놓고 요가도 가르치며 '몸 재교육'을 테마로 치료원을 운영하십니다. 저는 우연히 소개를 받아 그곳에 다닌 후에 만성화되어 포기했던 요통이 나았답니다.

우리가 모르는 사이에 몸은 긴장하고 있습니다. 어깨 결림이나 편두통처럼 통증이 겉으로 드러나면 마사지를 받으러 가면 되지만, 몸의 증상 중에는 우리가 눈치채지 못하는 종류도 많습니다. 아이코 선생님의 치료원에서 점검을 받으면 몸이 딱딱하게 굳어 있다는 사실을 알게 됩니다. 배도 뭉쳤고 두피와 얼굴도 부었습니다. 바쁜 생활은 곧바로 몸에 나타나죠. 요즘은 스마트폰을 종일 들여다보는 사람이 많아서, 다들 목이 나오고 어깨가 굽었으며 목구멍이 막혀서 호흡이 매우 얕고 약해졌습니다.

호흡은 에너지의 원천입니다. 그러니 운동할 때는 특히 전신의 혈액을 순환시켜야 합니다. 혈액이 몸의 중심부터 손끝, 발끝까지 온몸을 돌면 치유력이 강해지고 병에 걸리지 않는 건강한 체질이 된답니다. 냉증도 마찬가지예요. 아무리 겉을 따뜻하게 하더라도 체내순환이 잘 되지 않으면 무얼 하든 근본적인 개선은 이루어지지 않습니다. 그러니 평소 생활부터 되도록 긴장과 여분의 힘을 빼서 몸을 이완해야 하죠.

아이코 선생님의 시술은 간단한 동작으로 여분의 힘을 빼주고 호흡을 중심으로 되돌려줍니다. 출산 전에는 혈액순환을 좋게 해서 임신하기 쉬운 체질로 만들어줍니다. 임신하면 입덧 없이 건강히 버틸 수 있는 몸을 만들어주고요. 저도 임신했을 때 무리를 하면 배가 처졌는데, 아이코 선생님은 간단한 동작으로 배를 위로 쑥 올려주셨답니다. 아기가 편안함을 느끼는 원래 장소로 되돌려놓은 거죠. 배가 처져 있으면 산모에게도 아기에게도 부담이 커서, 배에 복대를 착용해도 아기는 답답해합니다.

때로는 배가 심하게 땅겨서 땡땡해지곤 했는데, 이것도 몸에 불필요한 힘이 들어가 있기 때문이었습니다. 그럴 땐 이를 리셋해주기만 해도 저절로 배가 가라앉았답니다. 덕분에 저는 입덧도 없이 출산일이 임박할 때까지 일에 집중할 수 있었어요. 최근 아이코 선생님의 저서 『심호흡의 마법』이 출간되어, 이제는 몸의 움직임에 대한 해설을 책으로 읽을 수 있게 되었습니다. 전부 간단한 동작이니 꼭 시험해보세요.

편두통과 생리통에 시달릴 때나 임신 준비기, 임신기, 출산 후에 생기는 여성의 고민은 호흡을 깊이 내쉬면 어느 정도 개선되기도 합니다. 우리가 하루에 숨을 쉬는 횟수는 약 3만 번에 달하는데, 호흡의 질을 높이면 몸도 점점 바뀝니다. 몸을 이완하고 올바르게 움직여 스트레스가 쌓이지 않도록 노력해보세요. 몸이 유연해지면 기분도 상쾌해진답니다.

면역력을 높이는 냉증 대책

저는 피부의 감각을 소중히 여기며 민감함을 유지하고 싶습니다. 몸은 말이 없지만, 전신을 지켜주는 것은 피부입니다. 크림을 바르거나 마사지를 할 때 뭉친 부분은 없는지, 차가운 부분은 없는지 항상 자신의 몸을 만지며 감지해보세요. 체온이 1도 올라가면 면역력이 높아지고 병에 잘 걸리지 않는 몸이 됩니다. 저는 여름에도 되도록 찬 음료는 마시지 않습니다.

여름 채소도 더운 시기를 제외하면 거의 먹지 않고요. 또한 항상 하반신을 따뜻하게 보호하려고 노력합니다. 양말은 2~3개를 겹쳐 신어요. 하반신은 오가닉 코튼으로 만든 니트 속바지나 레깅스를 입습니다. 오가닉 매장에서도 몸을 압박하지 않는 헐렁한 레깅스, 폭신한 코튼 니트 속바지, 통기성이 좋은 코튼 편물 복대가 일 년 내내 잘 팔립니다. 잘 때는 가능한 한 몸을 느슨하게 감싸서 체내순환을 도와야 하므로, 몸을 압박하거나 허리 부분에 고무가 있는 잠옷은 좋지 않겠죠. 제가 잘 때 즐겨 입는 복장은 나이트드레스에 레깅스와 양말입니다.

나이트드레스 아래에 배를 감쌀 정도로 밑위가 길고 신축성이 있는 레깅스를 파자마처럼 입는답니다. 추워지면 양말을 신고 옷을 겹쳐 입으며 일 년 내내 오가닉 코튼의 감촉을 즐깁니다. 몸의 중심을 따뜻하게 데워서 몸과 마음을 편안하게 유지하도록 해주세요. 포근한 감촉이 선사하는 행복을 느껴보세요.

피부에 닿는 아이템을 오가닉 코튼으로 바꾸면 면의 보풀 덕분에 몸이 따뜻해집니다.
배와 허리 주변을 데우면 내장 기능이 정돈되어 대사도 좋아져요. 전부 본인 소장품.

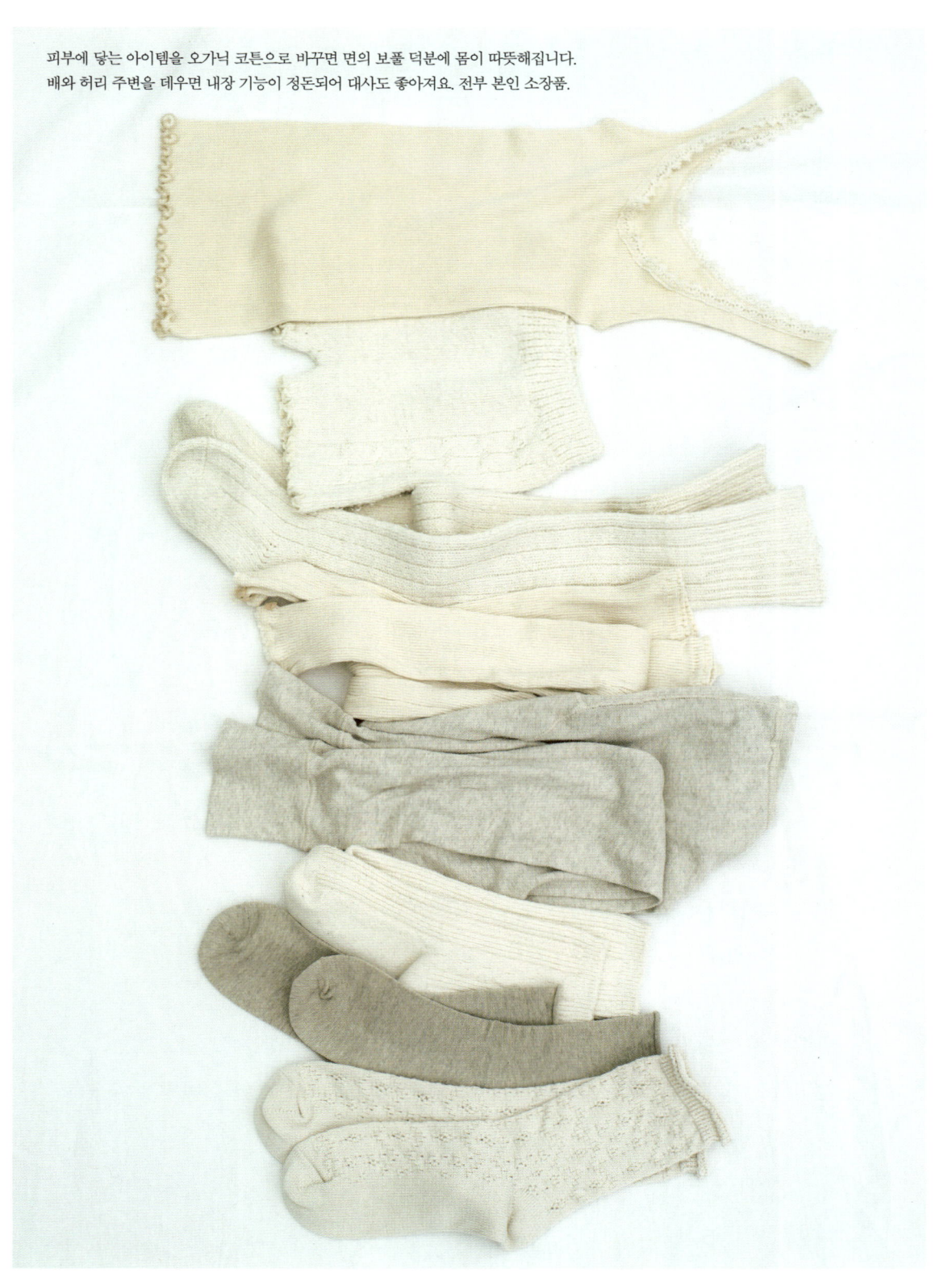

여성의 생리 주기 마주보기

달이 28일마다 차고 기우는 것과 같이, 여성의 몸도 28일 주기로 변합니다. 여러분은 매월 언제쯤 생리를 시작하시나요? 달력을 보며 자신의 생리 날짜를 체크해서, 우선 몸의 리듬을 파악해보세요. 보름달과 초승달 중 어느 한 시기에 시작하나요? 아니면 전혀 관계없는 날에 시작하나요? 저는 바쁘면 초승달 무렵에 생리를 시작할 때가 많고, 몸 상태가 안정되면 보름달 쪽으로 조금씩 이동합니다. 신기하게도 보름달이 뜰 때 생리를 시작하면 배란일은 14일 후인 초승달 무렵이 됩니다. 즉 몸이 아이를 낳을 준비를 하고 있으면 생리는 보름달과 함께 시작하고, 연령이 미숙하거나 일 또는 스트레스로 아이를 낳을 상태가 아닐 때는 자연스럽게 초승달이 뜰 때 시작하는 거죠. 아이를 낳을 수 있는 환경인지 아닌지 몸이 먼저 알고 주기를 조정하다니, 여성의 몸은 정말로 신비롭습니다.

스트레스가 많은 불규칙한 생활이 계속되면 생리 주기는 여실히 흐트러집니다. 요즘은 주변에서 생리통이 심하다거나, 생리가 멈추었다거나, 양이 늘었다거나, 분비물이 계속 나온다는 등의 각종 고민을 자주 접합니다. '늘 있는 일'이라고 방치하거나 진통제 또는 호르몬제를 먹는다고 해서 근본적인 문제가 개선되지는 않습니다. 심각한 여성 질환으로 이어지기 전에 제대로 검사를 받고, 자신의 자연치유력을 믿으며 끈기 있게 체질을 개선해나가야 합니다.

생리에 관한 고민이 있다면 심플한 생활을 하려고 노력해보세요. 스트레스를 덤덤히 넘기기 위해서라도 첨가물이 없는 식사를 하고, 냉증 예방을 위해 몸을 데우고 운동을 하며 잠을 푹 자야 합니다. 그리고 생리용품을 오가닉으로 바꾸면 좋아요. 면생리대를 꾸준히 쓰면 생리의 양과 냄새가 줄어들고, 몸의 리듬이 정돈됩니다. 생리 주기가 바로잡히면 생리혈도 컨트롤할 수 있어요. 저 또한 생리가 시작하는 순간부터 거의 제 의지대로 생리혈을 화장실에서 내보낼 수 있게 되었습니다. 그래서 면생리대조차 별로 더럽히지 않는답니다. 하지만 요즘은 면생리대를 쓰기가 번거롭다는 사람도 많죠. 우선은 초기엔 일회용 유기농 생리대나 유기농 라이너로 바꿔서 상태를 관찰해보세요. 얼마간 쓰다 보면 양이 줄어드니, 그때부터 면으로 바꾸면 세탁도 편리합니다.

저는 매장에서 손님들의 고민을 듣다가 몸의 리듬이 헝클어진 분이 생각보다 훨씬 많다는 사실을 알게 되었습니다. 그래서 나가사키 현의 면생리대 전문점 '리본(りぼん)'에 부탁해서 '보름달 면생리대(満月の布ナプキン)'를 만들었죠. 식물 에너지가 가장 커지는 보름날 수확한 비파 잎으로 오가닉 코튼을 물들인 제품이에요. 보름달 면생리대의 폭신폭신한 면은 나나데코르의 제품 중에서도 최고급품이랍니다. 보름달의 파워로 손님들의 몸이 달의 리듬에 맞춰지기를 바라는 마음도 함께 담았어요. 매일 쓰다 보니 몸이 변했다거나 임신했다는 사람도 많았던 마법의 아이템입니다. 생리를 통해 자신의 몸 상태를 관찰하고 느껴보세요.

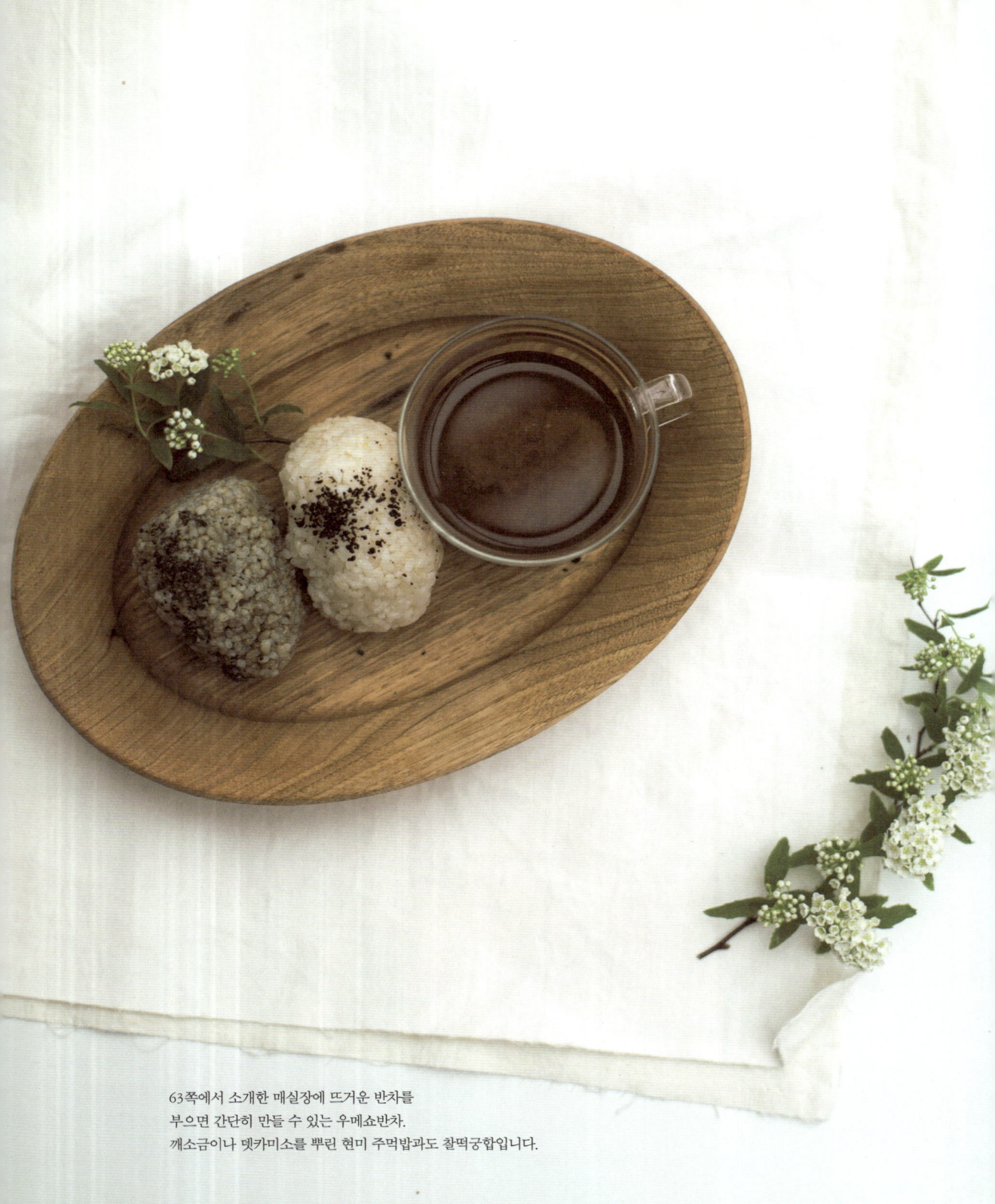

63쪽에서 소개한 매실장에 뜨거운 반차를
부으면 간단히 만들 수 있는 우메쇼반차.
깨소금이나 뎃카미소를 뿌린 현미 주먹밥과도 찰떡궁합입니다.

맑은 피를 온몸에 순환시키기

책상 앞에 오래 앉아 있거나 운동부족인 나날이 계속되면 대사능력이 떨어지는 것은 물론, 여성은 고관절 속에 오래된 피가 고입니다. 중국 의학에서는 이를 '어혈'이라고 하는데, 피의 흐름이 원활하지 못해서 혈액이 고이면 각종 질환과 생리통 등의 통증을 일으키죠. 한 차례 단식 등을 하며 몸을 대청소하는 방법도 효과적이지만, 평소부터 고관절에 피가 고이지 않도록 몸을 데우고 이완해서 항상 혈액이 흐르도록 신경 써야 합니다.

저혈압이나 생리통이 있는 사람에게는 피를 맑게 해주는 '우메쇼반차(으깬 매실장아찌에 생강즙, 간장을 약간 넣은 후 따뜻한 녹차나 엽차를 부어 마시는 차)'나 '뎃카미소'가 좋습니다. 우메쇼반차는 매크로비오틱의 만병통치약으로, 정혈작용이 있어서 피를 맑게 만들어줍니다. 뎃카미소는 잘게 썬 우엉, 인삼, 연근, 생강에 된장을 넣고 참기름으로 몇 시간에 걸쳐 볶아 만들죠. 매크로비오틱에서 권하는 요리 중에서도 가장 만들기 번거로운 양성의 기력원이에요. 둘 다 빈혈이나 냉증에 효과적인 것은 물론 쉽게 피로를 느끼는 사람에게는 활력도 불어넣어줍니다. 피로가 쌓였을 때, 과일이나 단것을 너무 많이 먹었을 때, 빈혈기가 있을 때, 위장이 지쳤을 때 더욱 좋아요. 저는 이처럼 몸이 약해져서 음성으로 쏠려 있다는 느낌이 들면 반드시 우메쇼반차를 한 잔 마십니다.
설사나 소화 불량 등 어떤 증세에도 효과적이어서 출장 때도 스틱 타입을 반드시 챙겨 간답니다. 생리통이 심하면 피를 맑게 만들어서 통증을 완화하고 싶죠. 그럴 때는 현미밥과 뎃카미소에 된장국만으로 피를 정화해보세요.

민감한 부위야말로 화학물질 금지구역

요즘은 초등학생 때부터 생리통에 시달리는 여성들이 증가하고 있습니다. 시판 생리대에는 석유에서 추출한 '고분자흡수체' 등의 화학약품이 들어 있는데, 이러한 물질은 체온으로 기화되어 점막에 흡수됩니다. 평소 먹는 음식 속의 화학 첨가물도 생리통의 원인 중 하나입니다. 일회용 생리대의 보급률과 자궁근종, 자궁내막증의 증가율은 비례한다고 하죠. 최근에는 분비물이 오랫동안 멈추지 않는다는 고민도 자주 듣습니다. 점액은 원래 몸에서 필요 없는 물질을 내보내는 것입니다. 고분자흡수체를 장기간 사용하면 체온을 빼앗아 냉증으로 이어지며 생리통의 원인이 되기도 하죠. 또, 입에 솜을 물고 있으면 침이 계속 나오는 것과 마찬가지로, 민감한 부위에 라이너를 매일 대고 분비물을 흡수시키면 점막은 오히려 점액을 끊임없이 내보냅니다.

이것이 분비물이 멈추지 않는 이유라고도 할 수 있겠지요. 짓무르고 잡균이 번식해서 가려움이나 피부병으로 이어지는 경우도 많으며, 신경 쓰이는 냄새가 나기도 합니다. 이러한 증상을 개선하려면 우선 생리용품을 오가닉 면생리대나 오가닉 일회용 생리대로 바꿔보세요. 그리고 민감한 부위 전용 로션으로 매일 관리하는 거죠. 식물요법사인 모리타 아츠코 씨(152쪽)가 만든 델리케이트 존 전용 로션 '앙팀'을 추천합니다. 얼굴에는 값비싼 화장품을 바르면서, 얼굴보다 더 섬세한 점막 케어에는 무심한 일본은 이 분야에 대해 교육도 지식도 뒤처져 있습니다. 여성인 자신을 지키기 위해, 소중한 부위야말로 오가닉 로션으로 특별하게 관리해보세요.

피부에 닿는 부분을 오가닉 코튼으로 만든 NaturaMoon의
분비물 전용 패드 /니혼그린팩스㈜
델리케이트 존 관리에 앙팀 로즈 로션 /St. Louis international

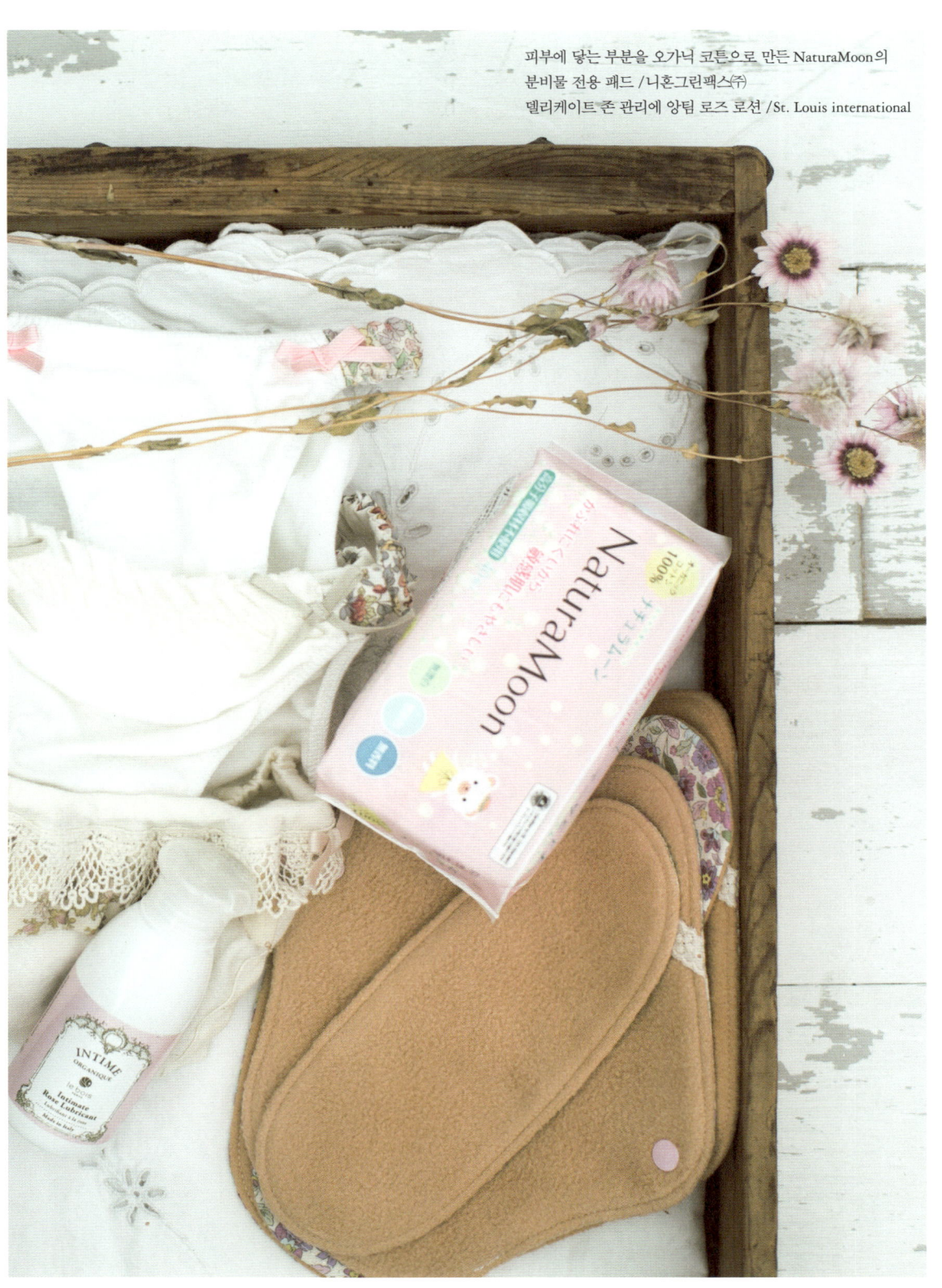

밴드와 등의 호크 안쪽 등 피부에 닿는
작은 부분까지 전부 오가닉 코튼으로 만든 브래지어.
팬티는 되도록 가볍게, 밴드가 피부에 닿지 않도록 만들었습니다.
둘 다 nanadecor 제품.

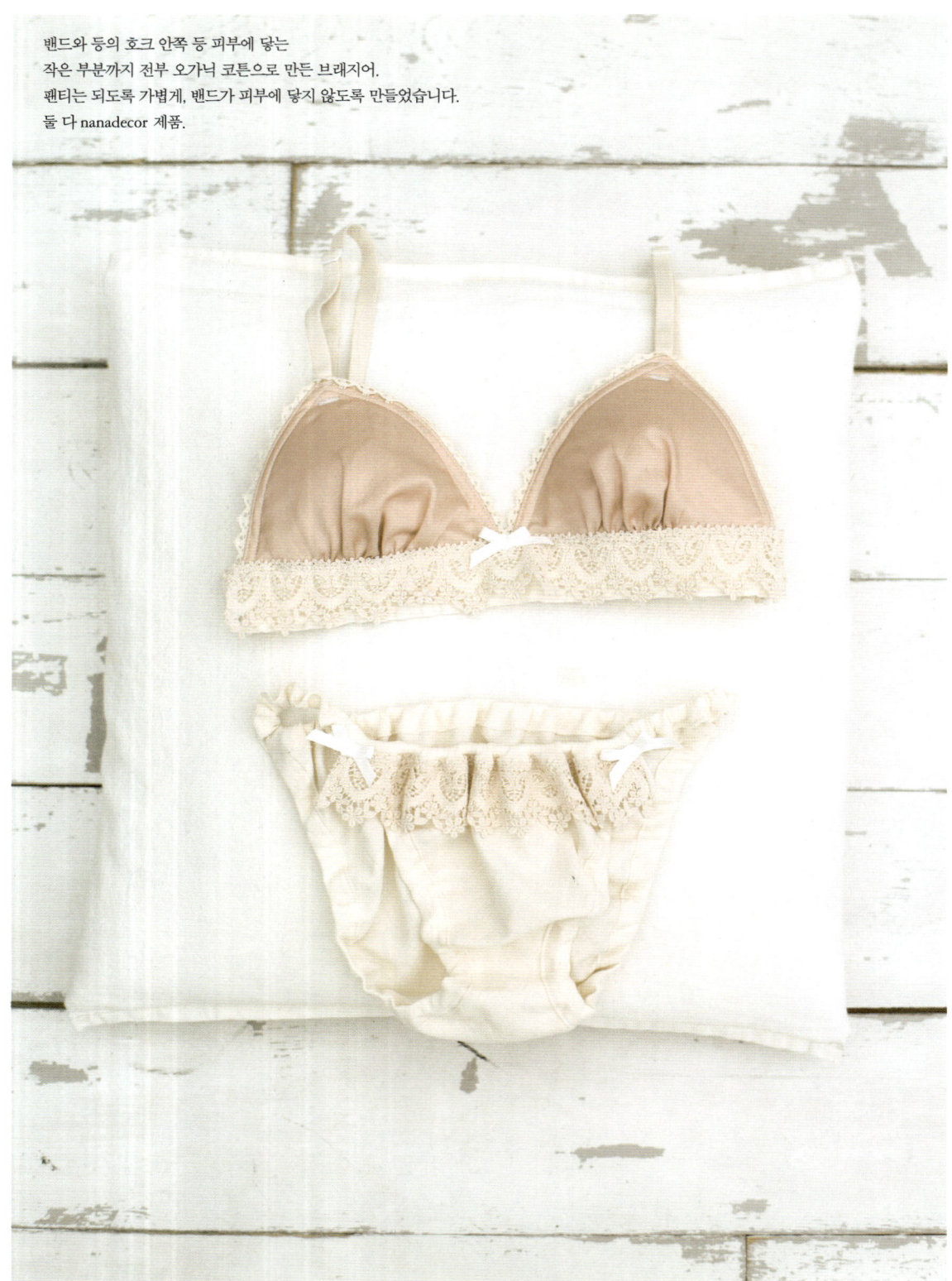

여성을 지켜주는 란제리

장시간에 걸친 브래지어 착용으로 와이어가 항상 심장 근처를 압박하면 몸이 상당한 스트레스를 받습니다. 겨드랑이 아래에는 림프절이 있어서, 속옷으로 압박하면 상반신의 혈액순환을 방해해 어깨 결림이나 칙칙한 안색의 원인이 됩니다. 또, 화학섬유인 레이스나 고무가 닿으면 피부가 거뭇해지거나 땀으로 염증이 생기는 등 여성의 고민은 깊어갑니다. 그래서 저는 몸을 압박하지 않고 부드럽게 받쳐주는 노와이어 타입의 오가닉 코튼 브래지어를 만들었습니다. 입는 순간 절묘하게 몸을 감싸는 부드러운 그 감촉에, 지금까지 입었던 와이어 타입의 브래지어가 상당한 스트레스였다는 사실을 깨달았답니다.

팬티는 생리 때뿐만 아니라 평소에도 화학섬유가 아닌 오가닉 코튼으로, 통기성 좋고 청결하게 입어야 합니다. 하반신의 혈액 흐름을 절대 방해하지 않도록, 부드럽고 포근한 코튼으로 몸을 감싸서 폭신하고 따끈한 감촉을 매일 즐겨보세요. 물론 디자인도 예쁘고 사랑스러운 것으로요. 착용 시간이 긴 속옷은 피부에 가장 가까운 만큼, 아름답게 입으면 기분까지 알게 모르게 달라집니다. 민감한 점막을 부드러운 소재로 감싸서 지켜주는 것, 이는 여성인 자기 자신을 소중히 여기는 일이랍니다.

아름다운 피부의 비결은 심플한 케어

저는 중학생 무렵부터 피부 트러블을 안고 살았습니다. 피부 결은 꺼칠하고 얼굴에는 좁쌀 같은 뾰루지가 돋아 있는 등 증상이 다양해서, 헤아릴 수 없을 정도로 많은 제품을 써보고 피부관리숍에도 다녀봤습니다. 그러나 어느 것 하나 극적인 효과는 없었죠. 30대가 되어서야 피부 트러블은 내장의 문제라는 사실을 알게 되어, 식사를 비건식으로 바꾸어보았습니다. 그러자 비로소 피부의 놀라운 변화가 시작됐어요. 피부관리숍에서도 포기했던 뾰루지가 옅어지고 거칠었던 피부 결이 부드러워졌으며 피부에서 윤기가 났습니다. 참으로 기나긴 여정이었습니다.

식사를 바꾸고, 단식과 약 한 달간의 복식을 반복하며 몸속 대청소에 열중했던 것도 피부를 위해서였습니다. 그뿐만 아니라 해외의 비건 스타일 식사가 아닌 일본인 여성에게 잘 맞는 식사는 무엇일지, 깨끗해진 몸의 밸런스를 어떻게 유지할지를 배우고 싶어서 매크로비오틱의 본가인 리마 쿠킹 스쿨의 사범과까지 다녔습니다. 피부에 윤을 내어 아름다움과 젊음을 유지하려면 음식부터 바꿔야 합니다. 자신에게 맞는 매크로비오틱 식사를 하는 것은 물론, 빨리 먹기나 야식, 동물성 식사는 위장에 부담을 주니 자제해야 하죠. 또 과식을 하면 소화하는 데 시간이 걸립니다. 배 속에 음식물이 장시간 있으면 독소로 변해요. 무엇을 먹는지도 중요하지만, 피부를 위해서는 먹은 것을 깨끗이 소화해서 단시간 내에 몸 밖으로 배출하는 것이 더 중요합니다. 음식과 식습관에 주의를 기울여서, 위장부터 체내를 깨끗하게 만드는 일부터 시작해보세요.

저의 스킨케어는 피부 본연의 아름다움을 이끌어내기 위한 심플한 뺄셈이 기본입니다. 세안과 클렌징은 크림과 젤, 비누를 피부 상태에 따라 구분해서 씁니다. 세안을 마쳤을 때 피부가 땅기지 않고 촉촉한 것이 이상적이에요. 그래서 저는 질 좋은 오가닉 화장수와 오일만 바른답니다. 처음에는 화학제품에서 오가닉으로 바꾸면 피부가 땅기고 거칠어질 수도 있습니다. 그래도 포기하지 말고, 두세 달 동안 피부를 디톡스한다는 생각으로 끈기 있게 지속해보세요.

이것이 최초의 '피부 만들기'입니다. 피부도 내장과 마찬가지로, 한 차례 리셋하고 나야 식물의 힘을 제대로 받아들일 수 있게 된답니다. 식물과 해조류에는 피부의 진피층까지 수분을 전달하는 힘이 있어서, 미용기기로 화장수를 나노화시켜 피부에 집어넣을 필요가 없습니다. 손으로 간편히 바르면 쏙쏙 흡수되니까요.

피부 컨디션은 수분과 유분의 밸런스에 달려 있습니다. 양질의 오일은 어떤 값비싼 에센스보다 피부를 세포부터 더 잘 회복시키며, 피부 자체를 윤기 나고 건강하게 만들어줍니다. 저는 오일을 너무나 좋아해서 저온 압출로 만든 최고급 세서미 오일을 MAMABABY의 오리지널 오일로 발매하기까지 했답니다. 어디든 쓸 수 있는 만능 오일이라서, 이 한 병으로 매일 전신을 케어해요. 화장수를 충분히 피부에 흡수시킨 후 오일을 아주 얇게 펴 바르고, 다시 화장수를 바르면 오일이 피부 위에서 유화됩니다. 이를 반복하면 에센스처럼 되죠. 손으로 피부를 느끼며 매일 스킨케어하면서, 이상적인 보습 밸런스를 만들어보세요.

emi's selection
피부에 순한 스킨케어

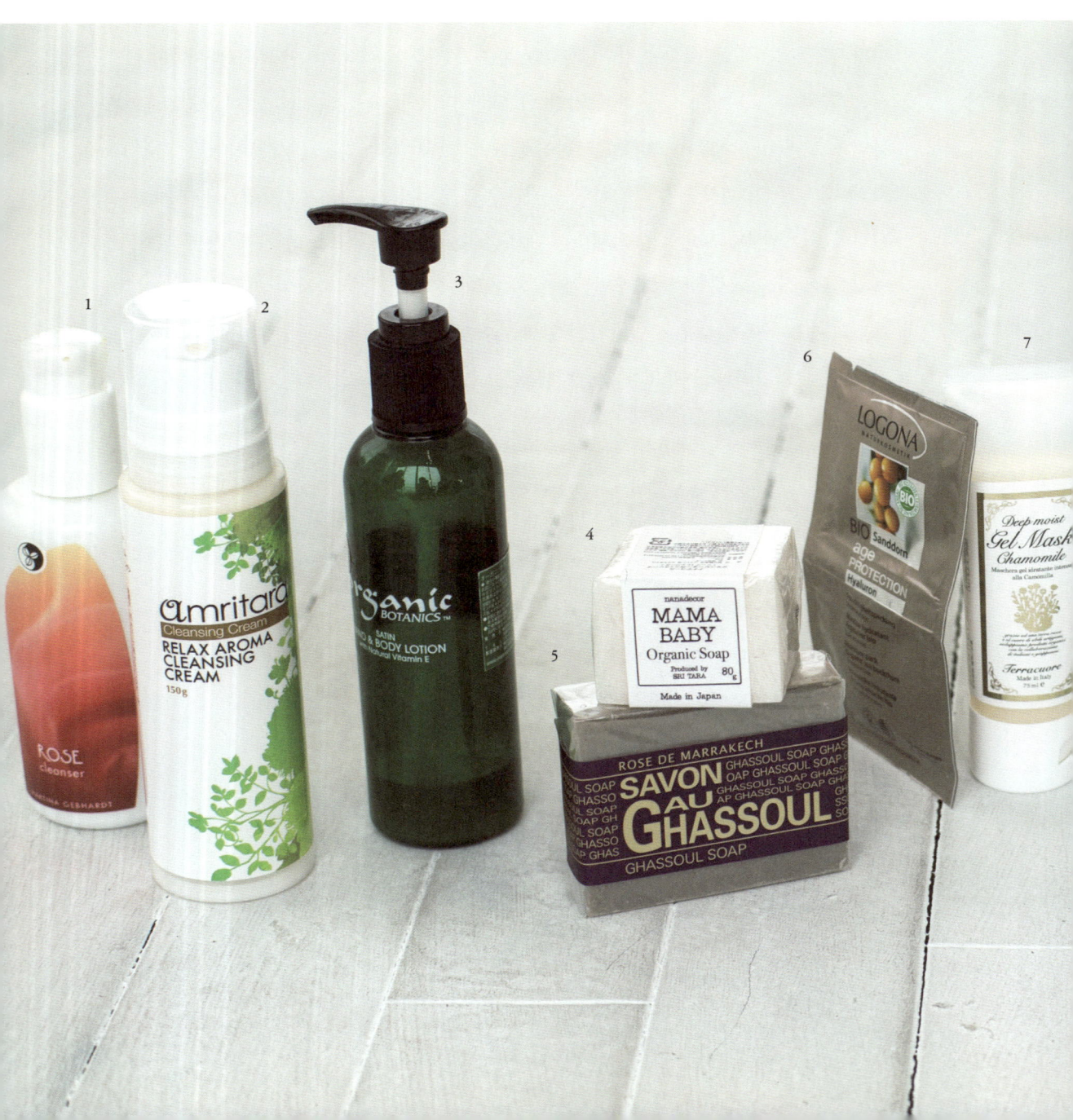

제가 매일 쓰는 스킨케어 제품들입니다. 과하게 세안하지 않는 게 중요하죠.
저는 계절이나 피부 상태에 따라 질감이 다른 오일이나 화장수 등을 구분해서 씁니다.
질 좋은 화장수에 오일을 살짝 더해서, 손으로 피부를 느끼며 양과 덧바르는 정도를 조절한답니다.

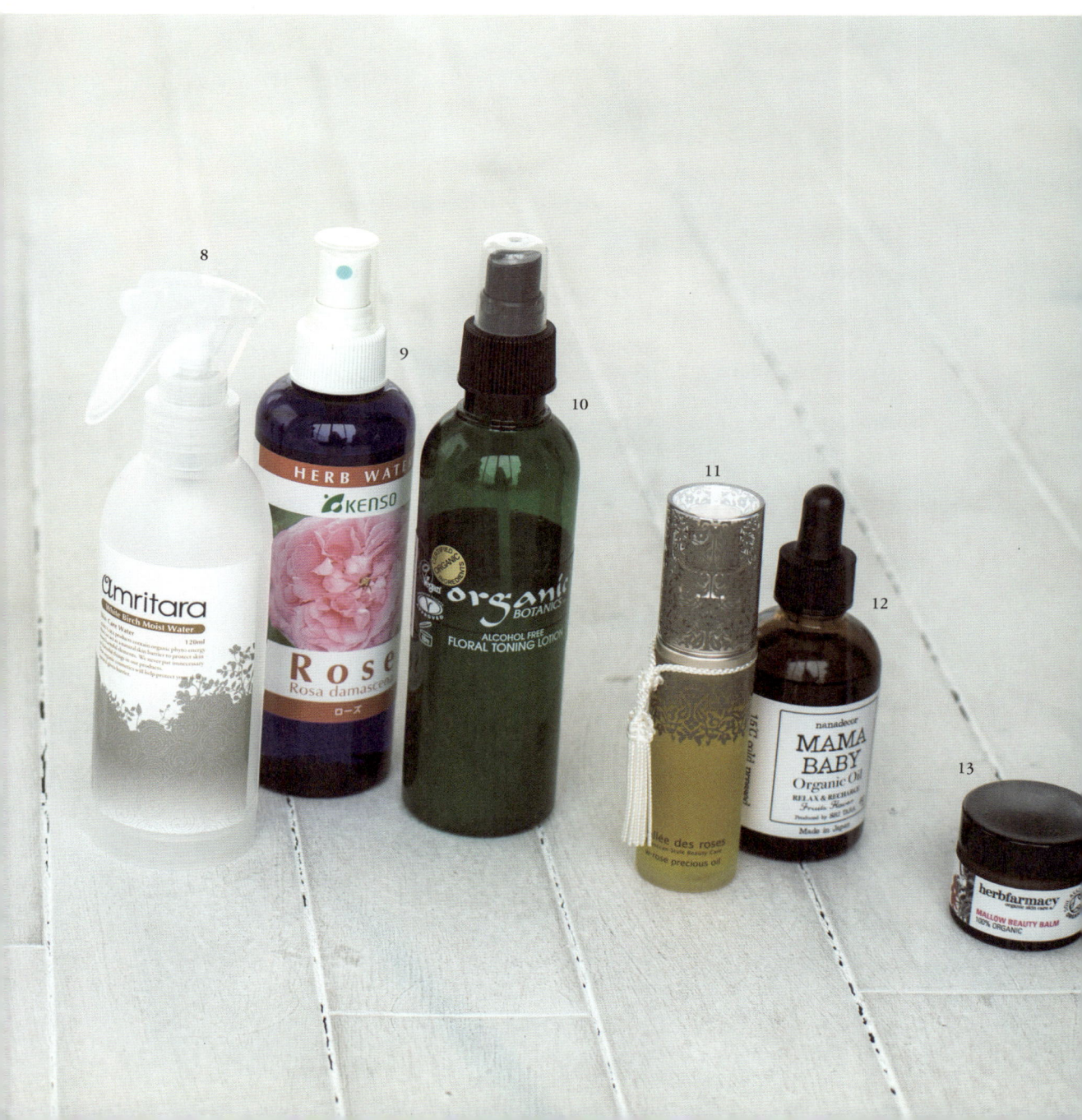

1
MARTINA ROSE CLEANSING MILK

평소에는 내추럴하게 화장하지만, 진하게 메이크업을 한 날은 걸쭉한 이 제품을 씁니다. 유분이 많고 세안 효과가 확실해서 마사지를 하면서 씁니다. /오모차바코(おもちゃ箱)

2
RELAX AROMA CLEANSING CREAM

세안을 산뜻하게 끝낼 수 있는 순한 클렌징크림입니다. 환절기 때도 안심하고 쓸 수 있어서, 봄이나 가을에는 클렌징 겸 세안을 이것 하나로 끝내기도 하죠. 질감이 부드러워서 얼굴에 닿는 느낌이 좋아요. /AMRITARA

3
SATIN BODY LOTION

독특한 블렌드 허브 향이 상쾌한 제품. 마사지를 하면서 보디케어를 하죠. 목욕 후에 쓰면 피부도 반들반들해져요. 묽은 유액 타입이라서 산뜻하며 쓰기 편합니다. /Organic Botanics

4
MAMABABY Organic Soap

이중 세안용으로도, 샴푸로도, 보디클렌저로도 쓸 수 있습니다. 씻은 후 촉촉하면서도 산뜻한 감촉이 절묘해요. 제게는 최고의 비누입니다. 오가닉이지만 거품도 잘 나는 제품입니다. /nanadecor

5
ROSE DE MARRAKECH SAVON AU GHASSOUL

진흙이 함유된 비누는 산뜻하게 딥클렌징하고 싶은 날에 안성맞춤. 가끔 얼굴이나 전신을 씻으며 디톡스합니다. 장미 향도 무척 좋아요. /J.C.B.JAPON

6
LOGONA Age Protection Moisture Pack

피부가 거칠어지면 걸쭉한 질감의 팩으로 보습합니다. 오일과 산자나무 엑기스가 함유된 강력한 보습 팩이라서, 반신욕을 하면서 느긋하게 사용하면 좋습니다. /LOGONA japan

7
Terracuore Chamomile Deep Moist Gel Mask

캐모마일 젤 마스크는 씻어내는 타입이지만 그대로 피부에 흡수시켜도 됩니다. 진정 효과가 좋아서, 여름에 볕에 탔을 때 가볍게 발라 잠시 두고 피부에 침투시켜요. /Terracuore

8
White Birch Moist Water Set

화장수의 신선도를 지키기 위해 파우치 봉투를 쓴 제품입니다. 이 독자적인 용기만 보더라도 신선도가 다르다는 사실을 알 수 있죠. 주스처럼 신선하고 유기농인 데다 비가열로 만든 흰 자작나무 수액 엑기스입니다. 피부가 민감할 때도 안심하고 쓸 수 있어요. /AMRITARA

9
Kenso Rose Water

수많은 로즈 워터 가운데서도 향이 풍부하고 질이 좋은 제품입니다. 땅 만들기부터 재배와 증류, 포장까지 일관적으로 관리하는 무농약 로즈 워터랍니다. 산뜻하게 스며들어 피부를 탱탱하게 만들어줍니다. /㈜겐소이가쿠샤 (㈱建草医学舎)

10
FLORAL TONING LOTION

약초를 연상시키는 허브 향이 산뜻한 화장수. 영국에서 수작업으로 만드는 시리즈 중에서도 저는 기분전환에 안성맞춤인 이 제품을 씁니다. 상쾌한 향이 정말 좋아요. /Organic Botanics

11
Vallée des roses w-rose precious oil

사막에서 자란 선인장 씨로 만든 오일에는 수분을 보존하는 힘이 있습니다. 선인장 오일에 다마스크 로즈와 아르간 오일을 섞어 만든 고급스러운 제품이랍니다. 향도 감촉도 최고예요! /J.C.B.JAPON

12
MAMABABY Organic Oil

유기농 참깨를 저온 압착해서 효소가 살아 있는, 전신에 사용 가능한 산뜻한 세서미 오일입니다. 어떤 오일보다 피부에 잘 스며드는 최고의 제품이죠. 질이 좋아서 에센스처럼 바르면 기미 예방에도 도움됩니다. /nanadecor

13
herbfarmacy MALLOW BEAUTY BALM

밤을 애용해서 듬뿍 쓸 수 있는 사이즈가 좋아요. 얼굴용이지만 보습이 필요한 부분에 발라도 효과적이고, 립밤으로도 쓸 수 있어요. 은은하고 달콤한 향기도 마음에 쏙 듭니다. /Broadcast Supply International

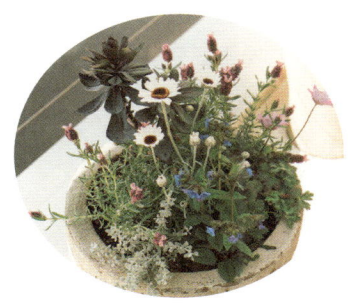

반짝이는 맨얼굴에 색 입히기

내추럴한 것에 이끌리기 시작하면 자연히 스킨케어 제품도 오가닉으로 바꾸게 되지만, 본격 메이크업을 할 때는 화학제품을 쓰는 사람도 많습니다. 요즘은 알레르기 체질인 사람이 늘어났습니다. 갑자기 거칠어진 피부의 원인이 실은 급작스러운 햇볕 알레르기나 금속 알레르기인 경우도 있죠. 메이크업 제품도 피부에 바르고 있는 시간이 길고, 땀과 배기가스, 꽃가루 등의 외부 환경과 섞일 때가 많은 만큼 안전한 제품을 쓰는 편이 좋습니다. 특히 파운데이션과 선크림은 대부분 석유 추출물이나 광물이 들어 있어서 기미나 알레르기의 원인이 되기도 합니다. 지금은 오가닉 화장품도 진화해서 브랜드가 많아졌으니 다양하게 시험해보세요.

저는 번거로워서 자주 맨얼굴로 돌아다니곤 했는데, 메이크업 아티스트인 유키 씨가 만든 브러시를 접한 후 생각이 달라졌습니다. 패션잡지 에디터 일을 갓 시작했을 무렵, 유키 씨는 제게 동경의 대상이었습니다. 프로의식이 누구보다 강해서 미란다 커 등 해외 스타의 지명이 많은 것도 당연했죠. 그런 유키 씨가 파리에서 지낼 때 익힌 기술이 브러시 메이크업. 크림 파운데이션도 브러시로 바르는 독자적인 테크닉입니다. 귀국 후, 일본에는 좋은 브러시가 없었기에 그녀는 오랜 세월을 들여 직접 브러시를 개발했습니다. 화장의 베이스부터 마무리까지 쓸 수 있는, 유키 씨의 경험이 응축된 최고의 브러시입니다. 초보자도 간단히 쓸 수 있어서 화장의 완성도가 달라진답니다.

유키 씨는 "화장할 시간이 15분 있다면, 그중 10분은 마사지에 써라."라는 명언을 남겼습니다. 얼굴색을 정돈하는 데는 색조를 더하는 것보다 정성껏 마사지를 하는 편이 좋다는 거지요. 눈 주변, 눈썹과 이마, 콧방울부터 뺨과 턱 라인, 관자놀이 쪽으로 공들여 마사지해주세요. 목덜미부터 쇄골까지는 독소를 림프절로 보내듯이 마사지합니다. 저도 아침저녁으로 화장수와 오일을 바른 후 정성껏 마사지하는 버릇을 들였습니다. 그러자 얼굴 상태가 확실히 달라졌어요. 꾸준히 해나가면 피부 처짐과 대사능력이 개선될 듯합니다. 10년 후에는 피부에 확실한 차이가 드러나겠지요.

아침에는 선크림을 바른 후 유키 씨의 브러시로 밝은 색 BB크림을 얼굴 중심에, 어두운 색은 가장자리에 재빠르게 펴 바릅니다. 브러시를 쓰면 놀라울 정도로 산뜻하고 예쁘게 화장이 먹고, 손도 더러워지지 않아서 편리합니다. 그런 뒤 눈썹을 정리하고 눈꼬리에 아이라인을 살짝 그리지요. 아이섀도, 립스틱, 블러셔 등의 색조화장은 그날그날 기분에 따라서 달리 합니다.

얼굴이 주는 인상은 자신의 이미지로 연결됩니다. 내추럴을 추구한다면 투명한 아름다움을 목표로 삼아보세요. 우선은 맨얼굴을 오일 제품으로 정성껏 마사지해서 안색을 좋게 만들어야 하겠지요. 피부 본연의 윤기를 이끌어내며 촉촉하게 가꾸어나가세요. 메이크업은 피부를 자극하지 않도록 살짝만 하고요. 반들반들 아름다운 피부 속 윤기가 키포인트랍니다.

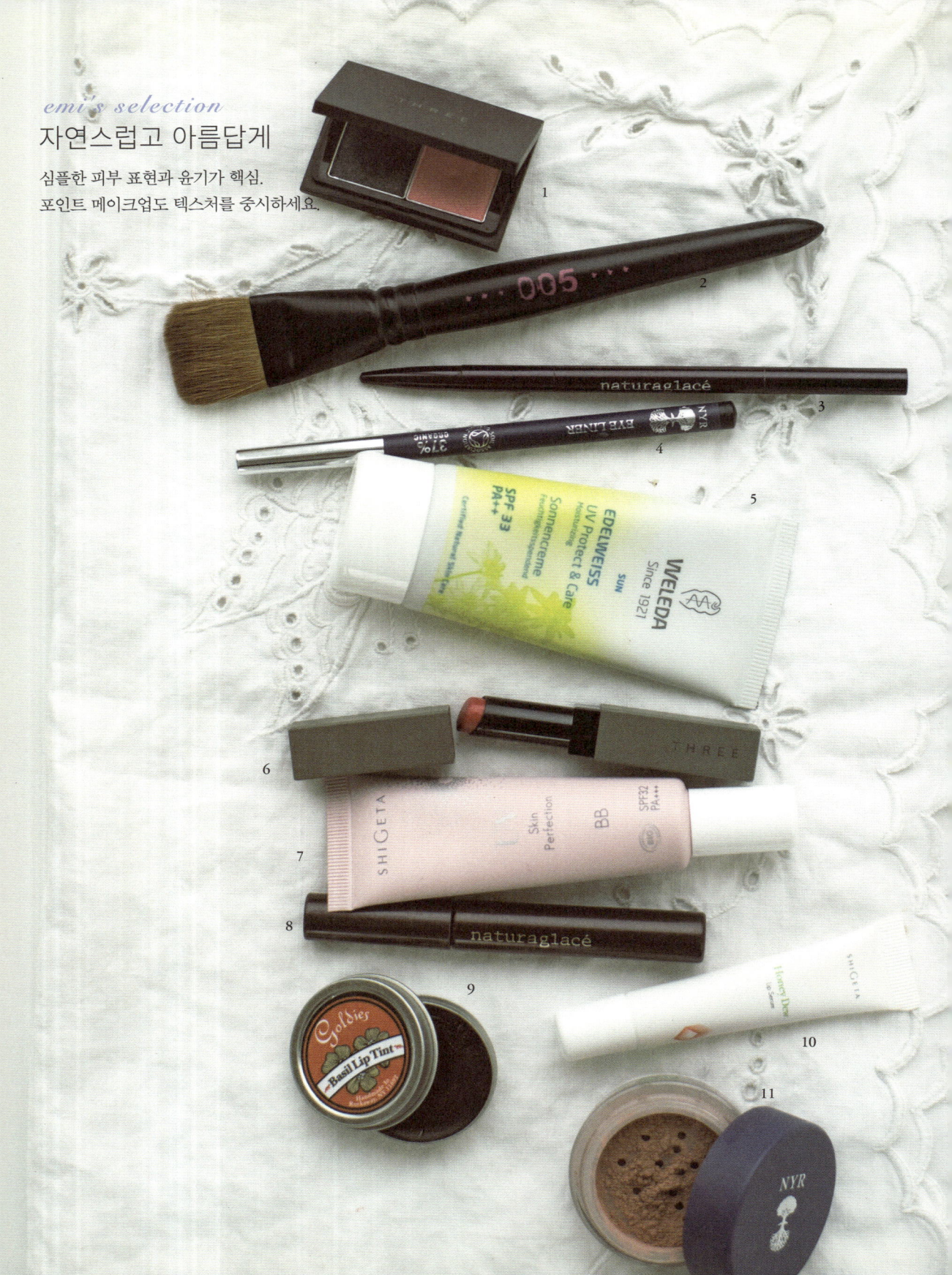

emi's selection

자연스럽고 아름답게

심플한 피부 표현과 윤기가 핵심.
포인트 메이크업도 텍스처를 중시하세요.

1
THREE Pressed Eye Color Palette Duo 03

두 색상이 세련돼서 기분이 좋아집니다. 발색이 잘 되는 THREE의 제품 중 아이라이너로도 쓸 수 있는 어두운 색이 포함된 2색 팔레트를 애용해요.
/THREE

2
파운데이션 브러시(대)

이 브러시만 있으면 누구나 예뻐집니다. 화장이 즐겁고 간편하거든요. 한번 쓰면 예전으로는 돌아갈 수 없는 새로운 느낌이에요. /nanadecor

3
Eyebrow Chocolat

리필해서 쓸 수 있는 아이브로. 뒤에 내장 브러시가 달려 있어 편리합니다. 화장을 내추럴하게 완성할 수 있어요.
/Nature's Way

4
아이라이너

아이라인은 눈에 가까우니 오가닉 제품으로 그립니다. 아이섀도로 번지게 만들 수 있는 부드러운 심이 포인트예요.
/NEAL'S YARD REMEDIES

5
EDELWEISS UV Protect & Care

수많은 선크림 중 얼굴에는 이 제품을 바릅니다. 가벼워서 끈적이지 않고 하얗게 뜨는 일 없이 피부에 잘 흡수돼요.
/WELENDA JAPAN

6
THREE VELVET LUST LIPSTICK

빨간 립스틱은 영원한 유행이죠. THREE의 립스틱은 심플한 디자인이 마음에 들어요. 사진 속 제품은 판매 종료되었으며, 지금은 비슷한 색상이 나옵니다.
/THREE

7
UV Skin Perfection Medium Beige

메이크업 아티스트 하야사카 가즈코 씨가 디렉팅한 BB크림입니다. 밝은 색은 얼굴 중심에, 한 단계 어두운 색은 섀딩용으로 씁니다. /SHIGETA Japan

8
MASCARA CORNET

마스카라는 굳이 워터프루프 타입을 쓰지 않아요. 순한 클렌징 제품으로 간단히 지울 수 있는 텍스처면 충분합니다.
/Nature's Way

9
Goldies Basil Lip Tint

짙은 색으로 보이지만 텍스처가 가벼운 밤 타입이라서, 부드러운 색을 내고 싶을 때 섞어 사용합니다. /Peace81

10
Honey Dew Lip Serum

입술은 윤기가 중요합니다. 자연스러운 색을 살리고 싶을 때는 립글로스가 아닌 시게타의 립 세럼을 에센스처럼 써요.
/SHIGETA Japan

11
Mineral Cheek Heather

혈색이 좋아 보이게 만들어주는 블러셔는 볼에 살짝 바릅니다. 헤더 색상은 현재 판매 종료되었으며, 다른 두 가지 색상이 판매되고 있습니다.
/NEAL'S YARD REMEDIES

자궁과 직접 연결된 두피

샴푸야말로 오가닉으로 바꿔야 할 제품 중 하나입니다. 두피와 자궁은 직접 이어져 있어서 샴푸가 자궁에 영향을 준다고도 하니, 염색은 특히 위험해요. 음식을 통해 입으로 들어온 첨가물은 배설이라는 행위로 내보낼 수 있습니다. 그러나 근래 자주 접하는 '경피독(생활용품 속 화학물질이 피부를 통해 체내에 들어와 유해한 작용을 일으키는 것)'이라는 단어에서 알 수 있듯, 두피 등의 피부로 흡수된 물질은 직접 혈관으로 들어가서 배출되지 않고 체내에 쌓인다고 합니다. 그런 물질은 때가 되면 어떤 형태로든 몸에 나타나기 마련이죠. 두피는 특히 민감한 부위인 만큼 되도록 오가닉 제품을 사용하는 편이 좋습니다.

저는 평소 'Twiggy'의 시리즈를 애용하는데, 일주일에 한 번 두피케어로 디톡스를 합니다. 욕조에 있는 동안 머리에서 독소가 스르르 빠져나가는 모습을 상상하며 관리한답니다. 샴푸는 거품을 내어 머리카락을 감은 뒤, 그 거품으로 헤어팩을 합니다. 그러면 트리트먼트를 한 듯 머리카락이 촉촉해져요. 오가닉 중에서도 특히 질 좋은 제품은 그대로 씻어내면 아까우니 머리카락과 피부에 꼭꼭 흡수시킨답니다. 오가닉 린스는 머리카락을 헹굴 때뿐만 아니라 젖은 머리카락 끝에 바르거나 마른 머리카락을 스타일링할 때도 헤어크림처럼 다양하게 쓸 수 있어서 편리합니다. 헤어숍에서 직접 들은 비법이에요. 오가닉 제품은 피부나 두피에 묻어도 안심할 수 있어서 쓰는 방법도 자유자재입니다.

ROSE DE MARRAKECH의 진흙 함유 샴푸는 상쾌한 느낌이 좋아 여름에 특히 자주 사용합니다. 머리를 감으면 장미의 부드러운 향기가 퍼져서 피곤한 날에도 저절로 행복해지는 저의 애용품이랍니다.

샴푸하기 전에는 매번 빗으로 두피를 마사지합니다. 히라노 브러시는 동양인의 모발에 잘 맞고, 장인이 수작업으로 만들어서 모가 적당히 탱글탱글합니다. 두피를 꼼꼼히 자극하는 뛰어난 제품이에요. 피부 처짐은 두피에서 시작됩니다. 그러니 두피케어도 매일 빠뜨리지 마세요.

마지막으로 하나 더, 되도록 치약도 오가닉 제품을 쓰는 편이 좋습니다. 점막의 대표가 바로 입속 점막입니다. 그러니 입을 통해 직접 흡수되는 치약이야말로 화학제품이 아닌 오가닉 제품을 쓰기를 권합니다. 오가닉 치약은 대개 거품이 잘 나지 않아서 처음에는 거부감이 들지도 모릅니다. 하지만 입속 점막은 생각보다 많은 물질을 흡수하니 특별한 주의가 필요하죠. 오가닉 치약은 자연식품점에서 구입할 수 있어요. 일본제는 아직 종류가 적지만, 해외에서 사면 향도 풍부하고 가격도 상당히 합리적입니다. 저는 해외에 나갈 때 마음에 드는 제품을 한꺼번에 구입합니다. 치실도 안전한 식물성 왁스를 쓴 제품이 나와 있으니 확인해보세요.

emi's selection
건강한 두피를 위해
스킨케어하듯이 두피를 관리하며 안심하고 쓸 수 있는 헤어케어 제품들입니다.

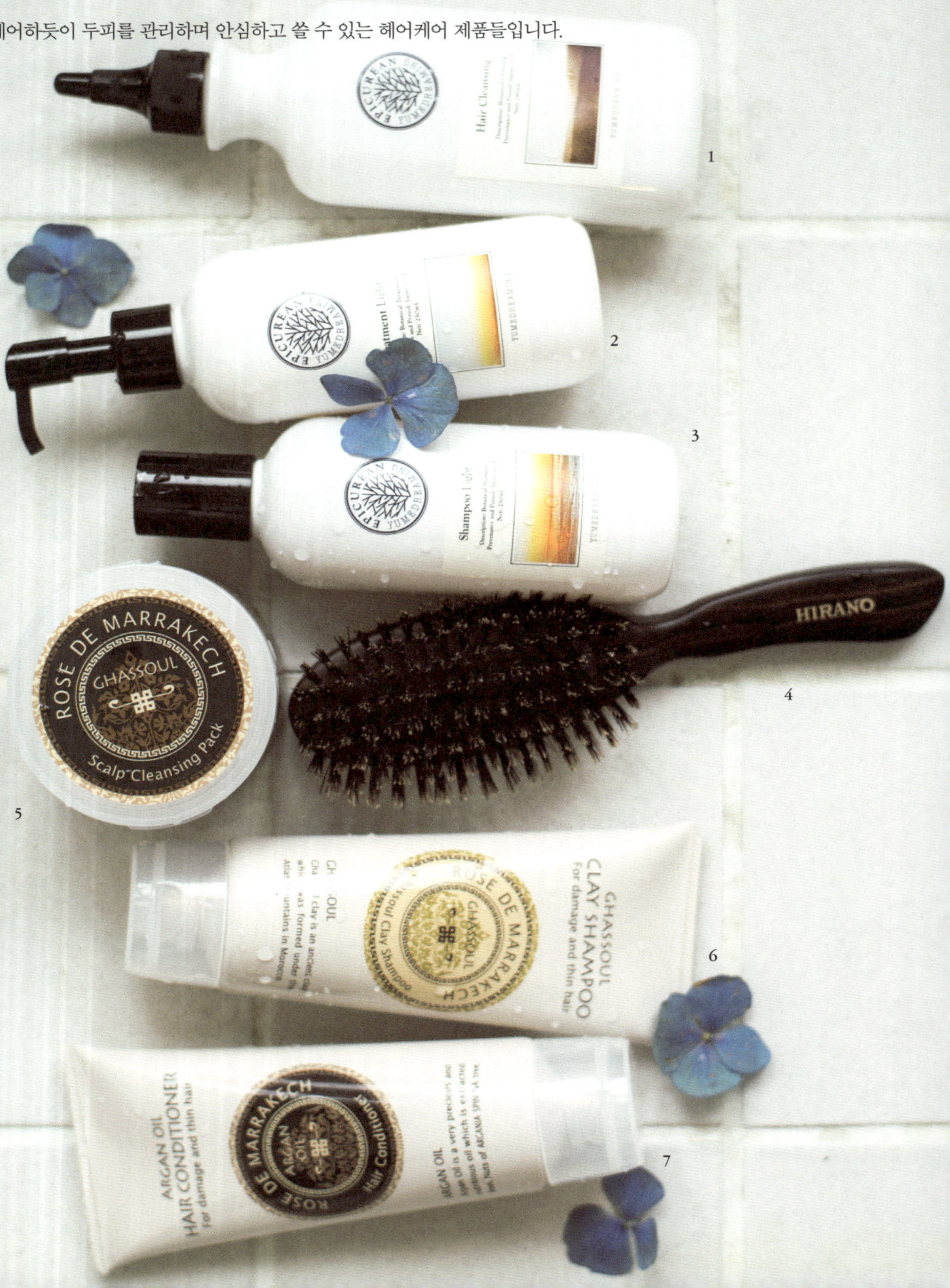

1
EPICUREAN Hair Cleansing Clay

따뜻한 욕조물에 몸을 담근 채 두피에 도포해서 마사지하며 디톡스합니다. 피곤한 날, 머리를 많이 쓴 날, 말을 많이 해서 흥분한 날 쓰면 몸과 마음이 진정됩니다. /Twiggy

2
EPICUREAN Treatment Light

하나만 있으면 어디든 쓸 수 있는 트리트먼트. 샴푸 후에는 아주 조금만 씁니다. 타월 드라이한 다음 모발 끝에 발라도 좋고, 왁스와 섞어서 헤어크림처럼 쓸 수도 있어요. /Twiggy

3
EPICUREAN Shampoo Light

이 풍부한 텍스처를 접하고 나면 다른 샴푸로는 뭔가 부족한 느낌이 듭니다. 오가닉이면서 거품도 아주 잘 나요. 샴푸 후 거품으로 모발을 감싸고 5분 이상 팩을 합니다. /Twiggy

4
Hair Brush B-2

장인의 솜씨가 느껴지는 일제 브러시. 모가 탱탱해서 두피까지 자극이 전달됩니다. 저는 매일 빗질로 두피 마사지를 하죠. 빠진 머리카락이 모에 걸려 나오니 목욕 전에 쓰면 좋아요. /브라시 노히라노(ブラシの平野)

5
ROSE DE MARRAKECH Scalp Cleansing Pack

진흙이 들어 있는 클렌징 팩입니다. 장미 향이 욕실에 퍼지니 산뜻함이 필요한 날에 딱이죠. 클렌징과 팩을 동시에 할 수 있다는 점도 좋습니다. /J.C.B.JAPON

6
ROSE DE MARRAKECH CLAY SHAMPOO

기분전환이 필요한 날, 피곤한 날에 종종 써서 리프레시와 충전을 합니다. 진흙이 들어 있어서 개운하며, 다마스크 로즈의 향기도 일품이에요. /J.C.B.JAPON

7
ROSE DE MARRAKECH HAIR CONDITIONER

트리트먼트처럼 쓸 수 있는 컨디셔너예요. 텍스처가 지나치게 무겁지 않고 산뜻해서 끈적이지 않습니다. 저는 진흙이 든 타입을 좋아한답니다. /J.C.B.JAPON

경피독 이야기
special guest

마츠우라 미호

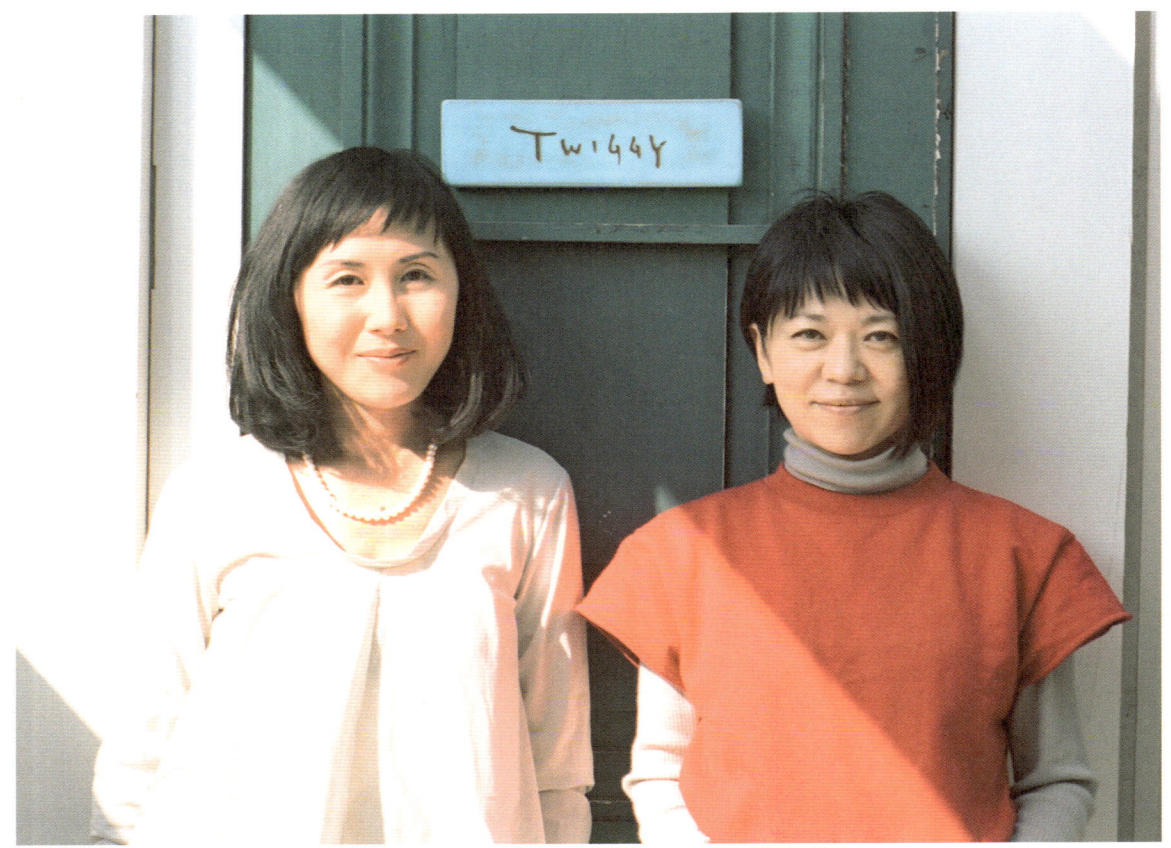

"두피는 정말로 민감하죠.
디톡스한 후 영양을 보급해주는 게 좋아요."

일에서나 개인적으로나 신세를 지고 있는 '트위기'의 마츠우라 미호 씨.
헤어스타일링뿐만 아니라 건강한 모발을 유지하는 비법도 항상 알려주십니다.
화학물질이 든 헤어케어 제품을 쓰면 건강에 좋지 않다고 하죠.
두피로 들어오는 '경피독'에 대해서 물어보았습니다.

개성을 중시하는 테크닉으로 여배우와 모델을 비롯한 유명 인사들의 지지를 얻고 있는 마츠우라 씨. 아방가르드한 패션 스타일링과는 반대로, 본인은 런던에서 유학한 본격적인 자연주의자입니다. 오리지널 샴푸나 스타일링제는 성분의 배경까지 꼼꼼히 살펴 만든답니다. 그녀의 제품은 오가닉 헤어케어 제품들 중에서도 퀄리티가 발군입니다. 이는 오랜 세월 헤어숍에서 연령대와 타입이 다양한 손님들의 머리를 자르고 만져온 경력 덕분이죠.

두피케어 제품과 샴푸 모두 피부에 순하고 감촉이 좋을 뿐만 아니라, 계속 쓰면 모발 자체가 다루기 쉬워져서 간단히 스타일링을 할 수 있게 됩니다. 일본인의 모발에 잘 맞는 제품을 개발하여 아름다운 헤어스타일을 실현한 것이죠. 그녀에게 헤어케어 제품을 만든 이유를 물어보았습니다.

"가장 큰 문제는 경피독, 즉 피부를 통해 체내로 들어오는 화학물질이에요. 경피독은 두피뿐만 아니라 전신을 통해 들어오죠. 두피로 들어온 물질은 대사가 안 되어서 몸에 쌓이기 쉬워요."

자극이 강한 염색이나 탈색이 몸에 끼치는 영향도 우려됩니다.

"미국 일부 지역에서는 탈색제는 피부를 통해 흡수가 가장 잘 되므로 임산부의 사용을 금지하는 법률이 만들어졌다고 들었습니다. 샴푸도 화학물질이 많이 함유된 제품은 원액을 직접 두피에 바르면 위험해요. 두피는 민감하기 때문에 머리카락으로 덮여서 보호받고 있는 거예요. 그만큼 독소가 흡수되기 쉽고, 혈관으로 들어가기도 쉬우며, 자궁이나 간, 콩팥에 쌓이기도 쉬워요. 두피는 보호해

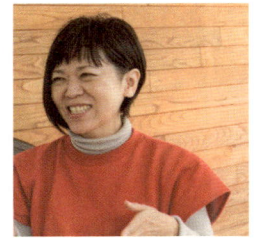

마츠우라 미호는 헤어살롱 '트위기(Twiggy)'의 오너 겸 스타일리스트. 그녀의 헤어커트와 스타일링은 수많은 여배우, 모델, 패션 관계자들이 즐겨 찾으며, 직접 개발한 내추럴하며 품질이 뛰어난 헤어케어&헤어스타일링 제품도 인기를 끌고 있다.

야 할 부위예요. 하지만 머리카락은 다르죠. 이미 세포가 죽었으니 염색이나 파마도 괜찮습니다. 입으로 들어온 물질은 혈액을 통해 머리카락에 전달되어 영양이나 독소로 나온답니다."

첨가물 섭취량이 많으면 어떻게 될까요?

"당연히 머리카락이 퍼석퍼석해지죠. 또, 편식으로 동물성 기름을 많이 섭취하면 지질이 무거워져서 두피로 나오기 쉬워요. 그걸 단번에 석유계 계면활성제가 든 샴푸로 씻어내려 하면, 두피가 건조해져서 다음에 나는 모발이 가늘고 약해집니다. 균형 잡힌 식사를 하고, 자기 몸에서 생성되는 피지를 소중히 여기세요. 어느 정도 나이를 먹으면 심플한 케어, 즉 지나치게 내추럴하지 않으면서도 윤기 있게 가꾸는 것이 중요합니다. 저는 25년쯤 전에 런던에 가서 처음으로 동종요법이나 꽃요법에서 말하는 '독으로 독을 제압한다'라는 개념을 알게 되어, 여러 가지를 다시 생각해보게 되었어요. 그때까지는 화학제품이 나쁘다는 생각도 없어서 그저 편하고 빠르다는 점에만 몰두해 있었습니다. 하지만 지금은 염색약도 오가닉 제품이 나와서 선택의 폭이 넓어졌죠. 시술에 시간은 좀 더 걸리지만, 두피가 약한 사람이나 임산부 등 화학제품을 피해야 할 경우에는 오가닉 제품으로 바꿔 쓰면 됩니다."

건강할 때, 임신 중, 출산 후 등 어느 때라도 마츠우라 씨의 경험에서 우러난 조언은 도움이 됩니다.

"헤어스타일 변화에도 이유가 있습니다. 인생의 전환기 또는 기분에 변화가 필요할 때는 머리를 확 자르고 앞으로 나아갑니다. 롱헤어는 대개 안정된 시기에 하죠. 그래서 임신했을 때보다 아이를 낳고 재출발할 때, 큰 프로젝트가 끝나서 리셋이 필요할 때 머리를 자르는 경우가 많아요."

저도 출산 후 바꾼 헤어스타일이 제 등을 밀어주었답니다.

"헤어스타일은 기분의 표현이에요. 모발이 건강하면 자른 라인이 잘 드러나서 멋진 헤어스타일이 완성되죠. 그래서 아무리 나이를 먹어도 건강한 모발만은 지켰으면 해요. 그런 소망을 담아서, 일본인의 모발과 두피에 잘 맞는 제품을 정성껏 만들고 싶었답니다. 싱싱한 젊음은 얼굴보다 머리카락이니까요."

자연주의자가 되고 싶다면 남보다 배 이상 주의를 기울여야 합니다. 식사도 몸을 디톡스한 후, 본인에게 맞는 음식으로 몸 상태를 정돈해나가야죠.

"자신에게 맞는 디톡스법을 아는 사람은 화학첨가물을 먹어도 건강합니다. 저는 발효 식품을 주로 먹어요. 현재의 자신에게 맞는 식사가 무엇인지는 사람마다 다르겠죠. 하지만 꼼꼼한 디톡스와 충분한 영양 섭취는 모두에게 중요하답니다."

사람은 저마다 다르므로, 음식과의 궁합도 모두가 다릅니다. 제품도 음식처럼 자신에게 맞는 것을 저마다 찾아내어 쓸 수 있다면 좋겠죠.

"두피를 디톡스하는 클렌징 클레이는 일주일에 한 번 사용해요. 그동안 쌓인 파마약이나 염색제를 꼼꼼히 디톡스하는 거죠. 클렌징 클레이에는 방사능을 단단히 흡착시킬 정도의 성분이 들어 있어요. 이것으로 독소 성분이나 노폐물을 제거한 후 두피에 영양을 공급합니다. 트위기의 샴푸가 촉촉한 이유는 영양제를 감싸기 위해서지 두피를 과하게 씻어내기 위함이 아니랍니다. 샴푸와 트리트먼트로 영양을 보급하고 토닉으로 마무리하는 시스템이죠. 이렇게 관리하면 모발이 촉촉하고 탱탱해집니다. 음식과 마찬가지로, 그저 오가닉이기 때문에 권하는 건 아니에요. 맛있는 데다 만족감도 들고 게다가 오가닉이니 좋은 거죠."

샴푸 후 거품으로 아기를 씻겨도 안심이라고 합니다. 직원들이 헤어미스트를 화장수 대용으로 쓴다는 말을 듣고, 저는 과연 트위기라고 생각했어요.

"거꾸로 말하자면 화장수를 머리카락에 뿌리는 거예요. 헤어미스트는 화장수 성분에 단백질을 좀 더 많이 넣은 제품이니까요. 보습력이 있어서 비행기를 탈 때 등 건조한 환경에서 몸이나 얼굴, 머리카락에 칙칙 뿌린답니다."

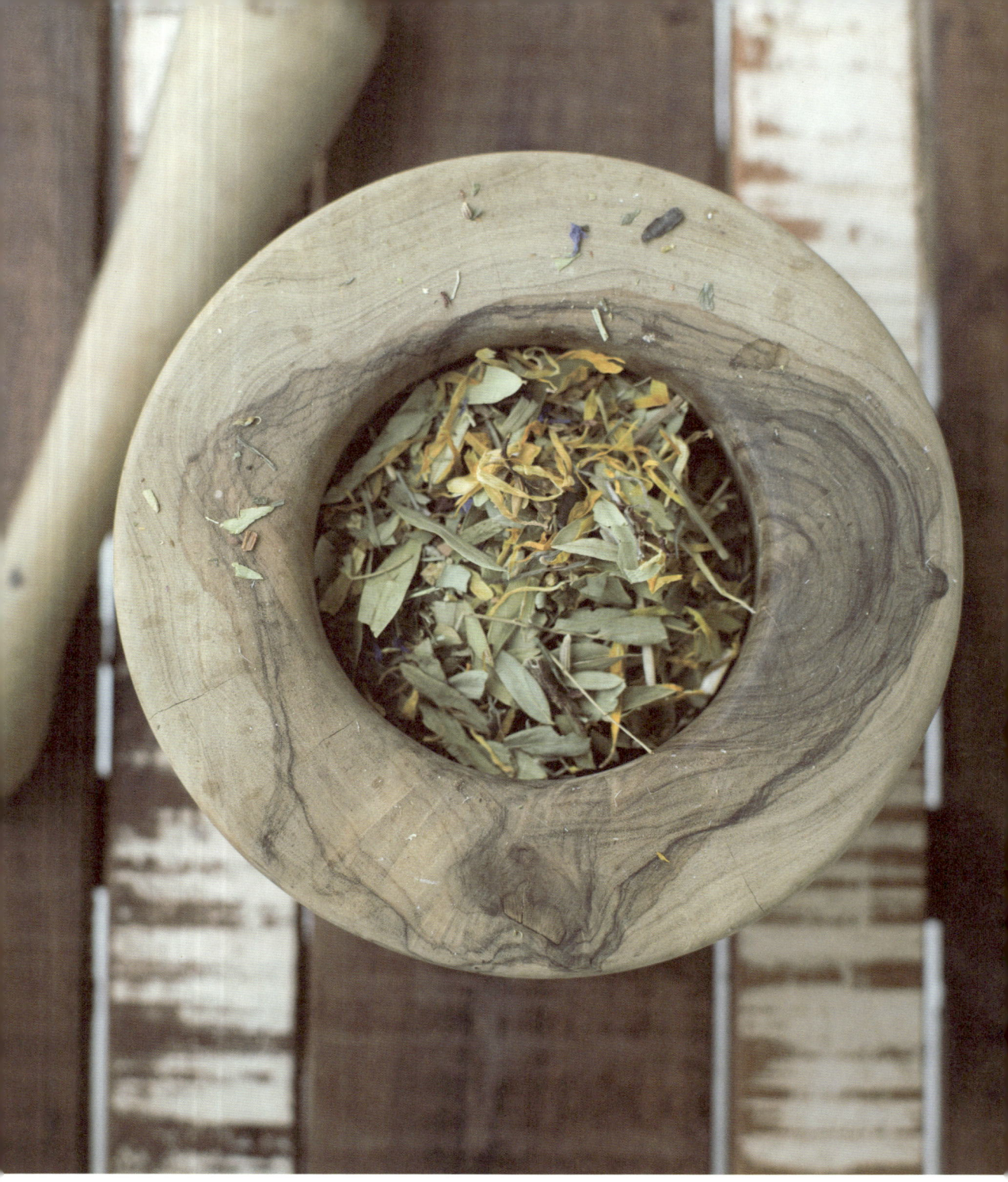

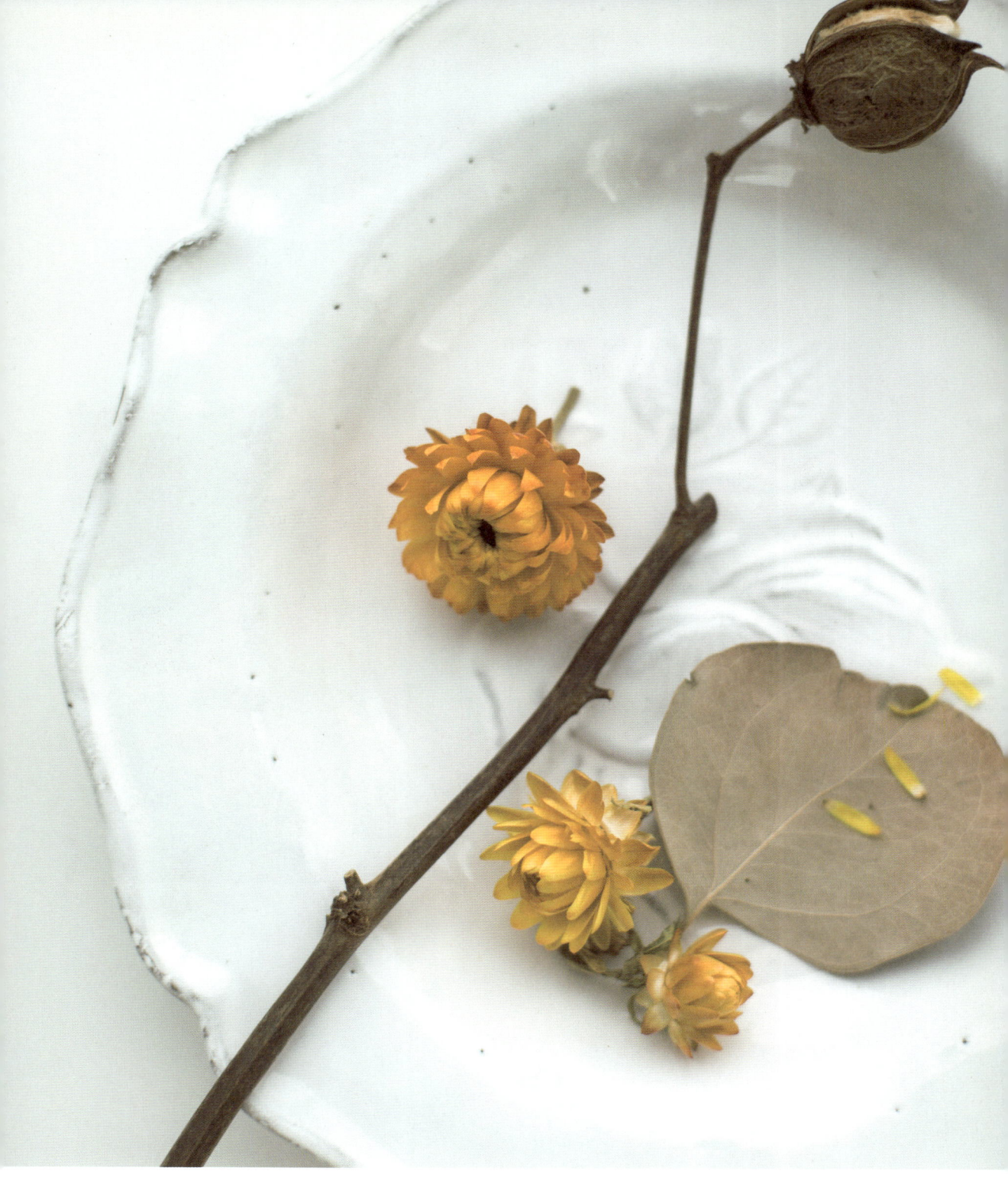

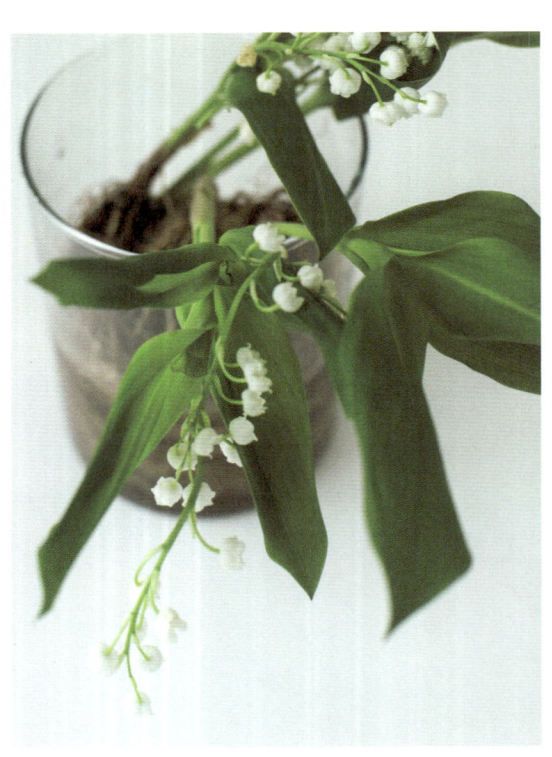
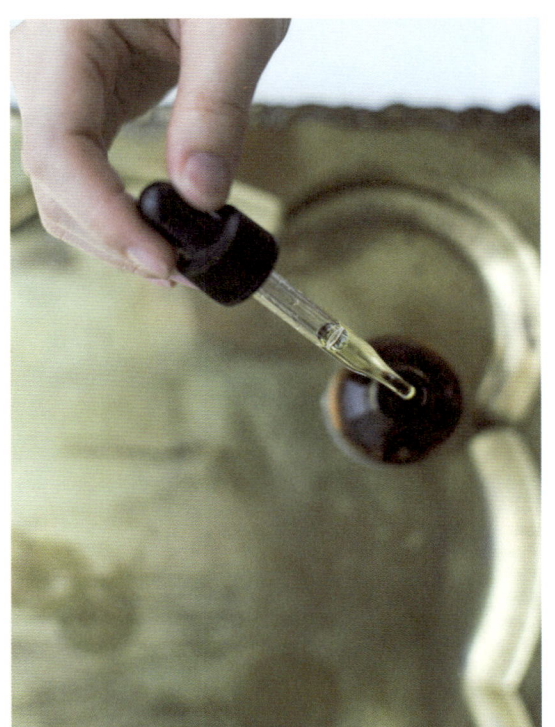

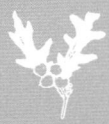

평온한 마음
Keep smiling

바쁜 도시 생활 속에서 마음을 평온하게 유지하는 건
어쩌면 스스로를 지키는 일일지도 모릅니다.
마음이 깨끗해지면 그 앞에 펼쳐진 미래에 가닿을 수 있습니다.
무엇을 하고 싶은지, 어떻게 살고 싶은지.
매몰된 나날을 리셋해서
내일을 향한 마음에 고요함을 불어넣어보세요.

이상적인 여성상

당당하고 결단력이 있으며 행동력까지 겸비한 사람. 모두에게 상냥하고 포용력이 있는 사람. 언제나 윤이 나는 싱싱한 사람. 긍정적이고 건강한 데다 여성스러운 사람. 이런 독립적이면서도 다정한 여성상이 저의 이상입니다. 식사 리듬이 흐트러지거나 단것을 많이 먹어 몸이 음성으로 기울어지면 기분도 예민해집니다. 반대로 몸 상태가 좋으면 기분도 긍정적으로 변하지요. 결단력이나 당당함은 자신이 내린 판단의 내용과 무게, 횟수로 길러집니다.

항상 무언가를 '스스로 결정하는' 일에서 도망치면 판단력이 생기지 않아요. '오늘은 누구랑 무얼 먹을까?' 이런 간단한 일이라도 하나씩 스스로 결정해보세요. 작은 일부터 큰일까지 스스로 결정해서 골라온 결과가 지금의 자신입니다. 하나하나를 소중하게 고르다 보면, 그것이 긍정적인 에너지가 되어 인연을 만들고 멋진 만남과 결실로 이어집니다. 자신을 명확하게, 경쾌하게, 심플하게 유지하며 살아갈 것. 자신의 단점도 포용할 수 있는 여유를 가질 것. 자신을 소중하게 여기는 마음은 멋진 여성이 되기 위한 첫걸음입니다.

오가닉 라이프를 실천한 이후, 저는 몸도 마음도 맑습니다. 필요한 것과 필요 없는 것이 좀 더 명확해졌고, 결단력이 길러진 것 같아요. 이상적인 여성에 가까워지도록, 나의 인생을 성실하게 선택해나갈 수 있도록, 나답게 살 수 있도록 노력하는 것. 그 노력이야말로 언제나 웃는 얼굴로 지낼 수 있는 비결일지도 모릅니다.

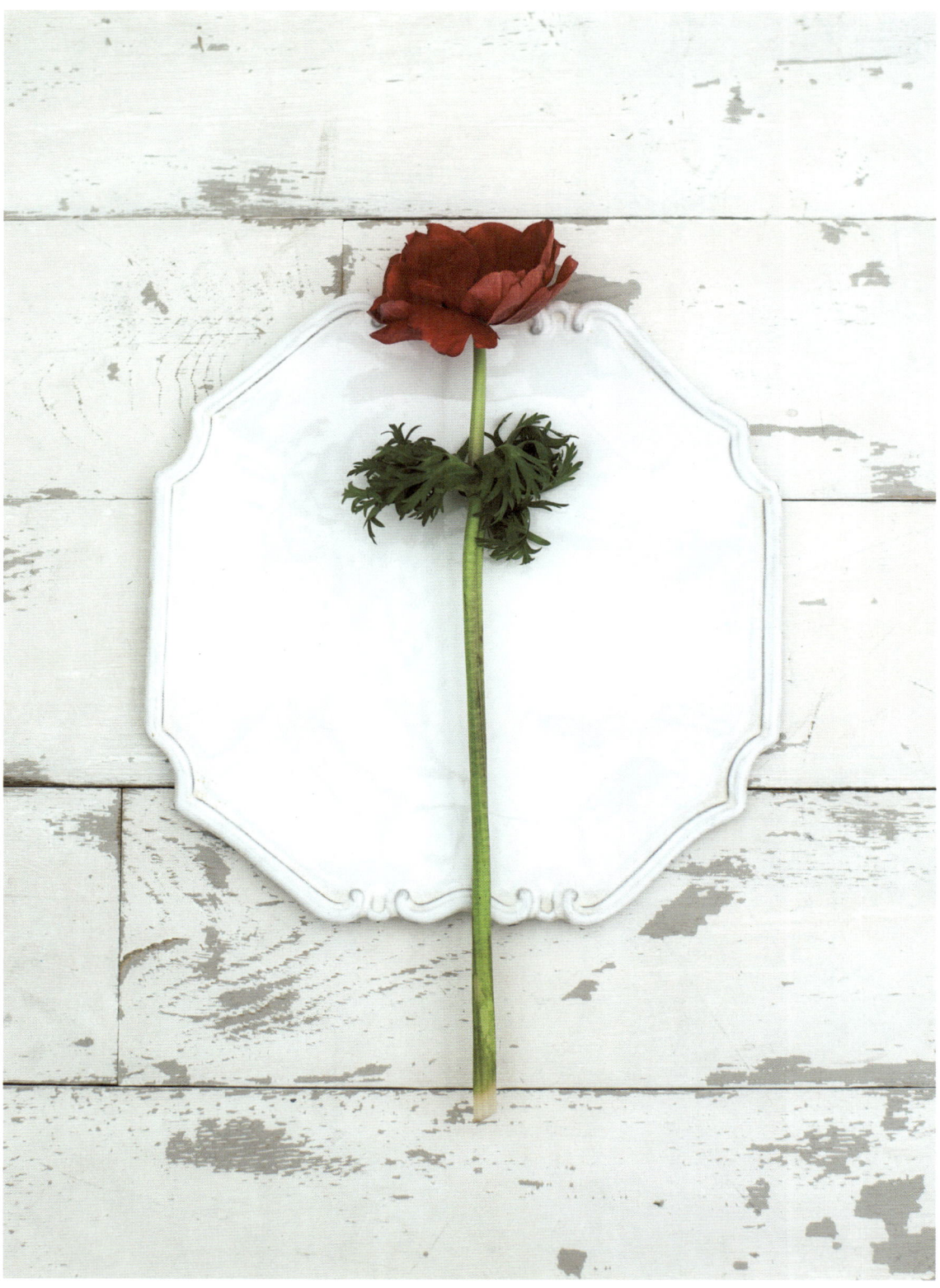

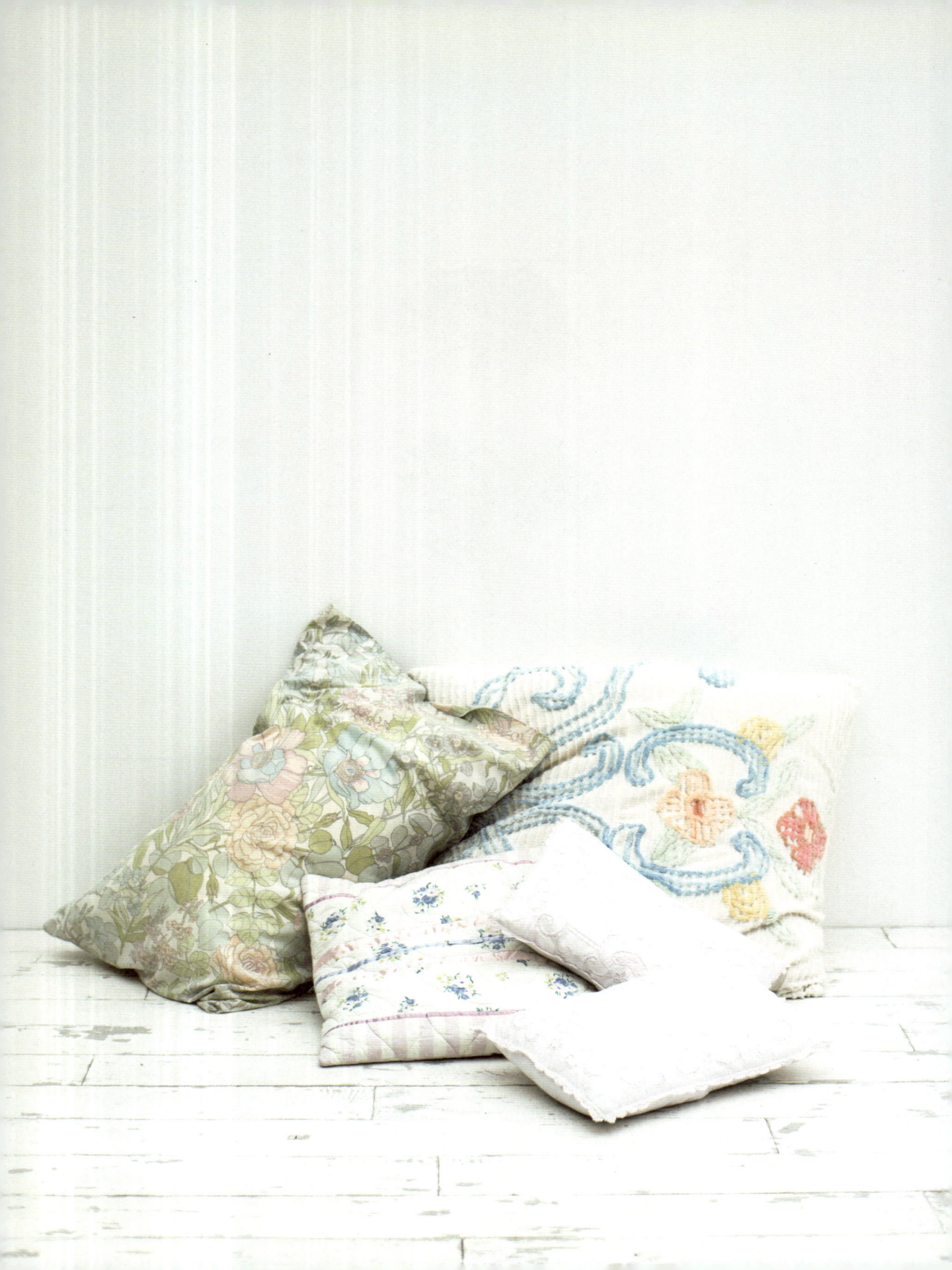

인생을 바꾸는 수면의 힘

여러분은 매일 숙면을 취하나요? 자고 일어나도 피곤한 사람, 아침에 상쾌하게 못 일어나는 사람도 많을 것입니다. 다음 중 본인에게 해당하는 사항이 몇 개인지 체크해보세요.

1. 취침 시간이 그날의 기분에 따라 달라진다.
2. 쉽게 잠들지 못하고 텔레비전이나 스마트폰을 침대에서도 본다.
3. 한밤중에 몇 번이나 깬다.
4. 자명종보다 빨리 눈을 뜬다.
5. 일어났을 때 피로가 남아 있어 상쾌하지 않다.
6. 밤샘이 잦고, 새벽까지 깨어 있는 날도 있다.
7. 자지 않아도 괜찮은 타입이다.
8. 주말에 몰아서 잔다.
9. 쉬는 날은 집에서 느긋하게 보내고 싶다.
10. 놀러 나가는 것도 기력이 없어서 귀찮다.
11. 낮에도 졸려서 앉은 채 존다.
12. 평소에도 숙면을 취하지 못하는 경우가 많다.
13. 불안하고 초조해서 일에 집중하지 못할 때가 있다.
14. 침대 속에서 무심결에 생각에 빠진다.

대부분의 사람들이 하나 이상의 문항에 체크했겠지요. 이는 엄연한 '수면장애'

예비군입니다. '숨은 불면증'이라고도 하죠. 나나데코르를 시작한 이후, 저는 많은 사람들이 수면에 관한 고민을 품고 있으며 수면부족이 일반적 증상이라는 사실을 알게 되었습니다. 그런데 오가닉 코튼 드레스를 입었더니 잠을 잘 자게 되었으며, 그로 인해 건강해지고 예뻐졌다는 반응을 자주 접했답니다. 선순환이 시작된 거죠. 이러한 수면의 힘을 깨닫고 그 메커니즘에 대해 좀 더 자세히 공부하고 싶어서, '수면 개선 인스트럭터'라는 자격을 취득했습니다. 수면의 질을 높여 몸의 리듬을 정돈하면, 현대병이나 정신적 고민도 치유할 수 있다고 저는 확신합니다. 만성적으로 수면이 부족하면 뇌가 쉬지 못해서 스트레스를 조절할 수 없고, 따라서 초조함이 심해집니다. 일에도 놀이에도 의욕이 없어지고, 걸핏하면 화를 내고 짜증을 부리게 됩니다.

부정적인 마음과 불안이 커지면 운동은 물론 친구와 만나거나 밥을 먹으러 나가는 것도 귀찮아집니다. 정신적 스트레스로 편두통이나 생리통이 생기기도 하죠. 게다가 수면이 부족하면 호르몬의 영향으로 배가 자주 고파지며 포만감이 마비됩니다. 그래서 다이어트의 커다란 적이 되기도 한답니다.
수면부족은 악순환입니다. 하지만 반대로 숙면하면 아침에 상쾌하게 일어나고, 의욕이 넘쳐서 운동을 하며, 밥도 맛있게 먹습니다. 밤이 되면 다시 푹 잠들어서 선순환 속에서 매일을 보낼 수 있게 됩니다.
수면은 여러분이 아시는 바와 같이 렘 수면과 논렘 수면의 반복으로 이루어집니다. 논렘 수면 때는 체내에서 성장호르몬이 분비됨과 동시에 뇌가 휴식을 취합니다. 렘 수면 때는 뇌가 필요 없는 기억을 정리하고 몸은 휴식합니다. 즉, 숙면을 취해야 비로소 뇌도 몸도 피로가 풀려서 스트레스를 리셋할 수 있습니다. 만성적 수면부족의 경우 몸의 리듬이 무너지기 쉬운 이유는 주말에 몰아서 자기 때문입니다. 스트레스에서 해방되어 왠지 잠이 잘 오는 주말. 그렇다고 지나치게 오래 자버리면 밤에 잠을 못 자게 되지요. 월요일부터 수면이 부족해지면 주 중반까지 피로감이 지속됩니다.

사실 사람은 잠을 축적할 수 없답니다. 또한 수면시간이 계속 어긋나면 리듬이 깨져서 자율신경이 불안정해지고요. 주말의 수면은 평소 수면시간에서 3시간을 넘기지 않도록 하세요. 이외에 주의해야 할 요소는 자기 전 스마트폰의 블루라이트. 눈이 피로할뿐더러 호르몬에도 나쁜 영향을 줍니다. 카페인은 취침 시간 6시간 전까지로 제한하고, 담배도 자제하는 편이 좋습니다. 술은 알코올 농도가 떨어지면 각성 작용으로 잠에서 깨게 되니 적당히 마시세요.

낮 동안에는 야외활동을 하며 햇볕을 쬐고, 맛있는 음식을 먹으며, 미지근한 욕조물에 몸을 담갔다가 체온이 떨어지는 타이밍을 이용해서 잠자리에 들어보세요. 늦게 자더라도 일찍 일어나 야행성으로 리듬이 바뀌는 것을 방지하세요. 이렇게 언제나 숙면하도록 주의를 기울이며, 수면의 중요성에 의식을 집중시켜보세요. 수면부족의 악순환을 해소해서 수면의 질도 높이는 거죠. 숙면은 스트레스를 리셋해서 매일 건강히 지내는 비결입니다.

오가닉 코튼 아이마스크 /nanadecor
긴장을 풀어 몸을 이완하는 레스큐 나이트 스프레이 /Purnama International

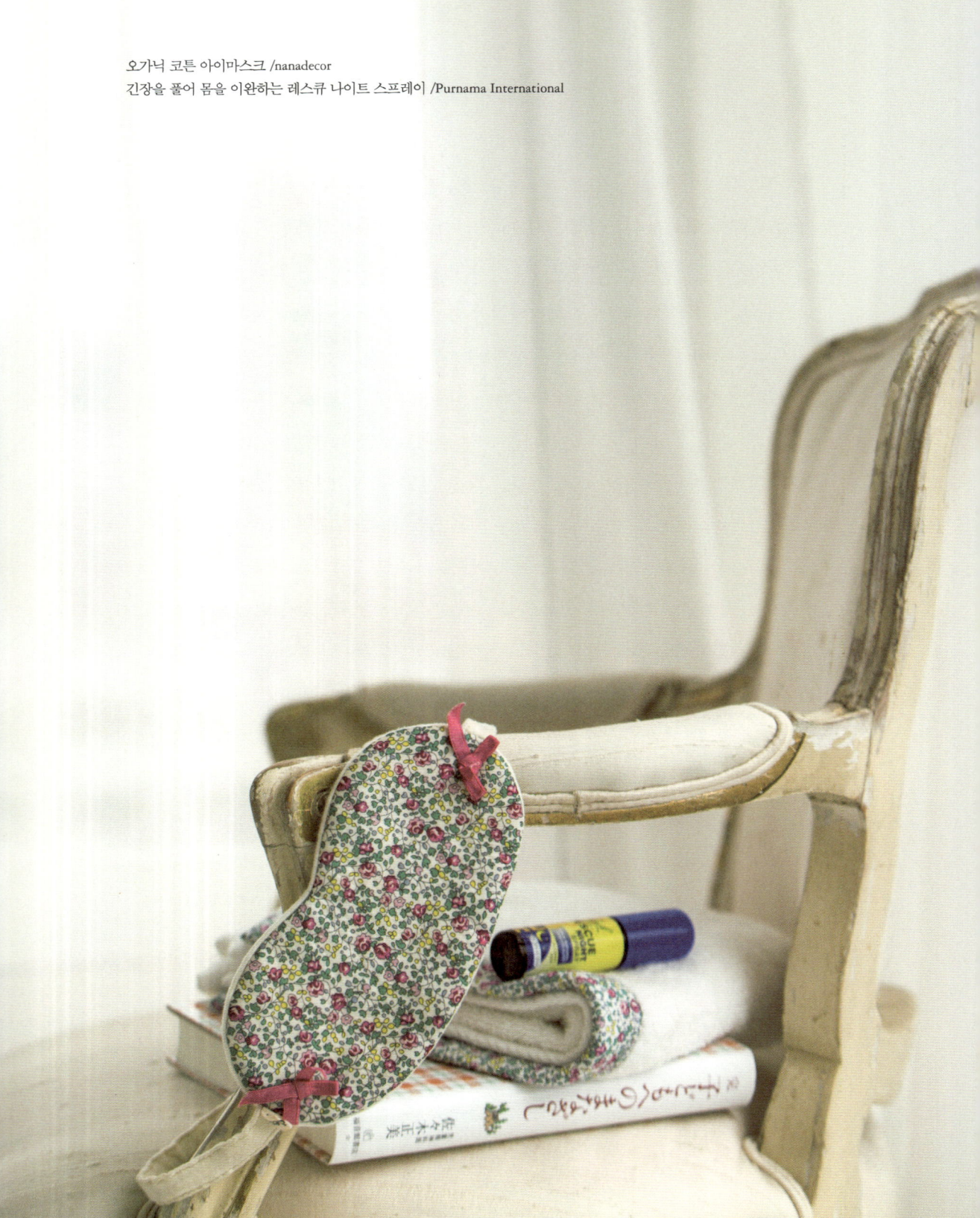

숙면하면 예뻐지고 젊어진다

세포와 근육의 회복 및 신진대사를 촉진하는 성장호르몬은 취침 3시간 후에 가장 많이 분비됩니다. 그러니 저마다 기분 좋게 잠들 수 있는 아이템을 찾아내서 쾌면하는 습관을 들여보세요. 저는 오가닉 코튼의 나이트드레스를 입기 시작한 이래로 수면의 질이 높아졌습니다. 덕분에 몸이 가볍고 건강해졌어요.
전보다 성격 자체가 느긋해진 것도, 여러 고민을 껴안은 머릿속을 매일 밤 깨끗하게 리셋할 수 있게 되었기 때문이겠죠. 인생의 3분의 1을 차지한다는 수면. 양질의 수면은 본인이 노력하면 손에 넣을 수 있으니, 여러분도 좀 더 수면을 소중히 여겼으면 합니다. 각종 수면 아이템 중 제가 날마다 애용하는 제품은 폭신한 오가닉 아이마스크입니다.

오가닉 코튼이라서 피부에 닿으면 폭신폭신 따스해진답니다. 마음이 놓이는 촉감에 몸의 스위치가 절로 꺼지고, 눈에 올려두기만 해도 스르르 잠이 오는 필수 아이템입니다. 특히 피곤해서 숙면이 필요한 날이나, 기차나 비행기 등에서 주변을 차단하고 단시간이라도 자고 싶을 때는 반드시 착용합니다. 이걸 쓰고 나서부터 출산 후 짧은 수면에도 큰 도움이 되었죠. 얕은 잠만 계속 자서는 성장호르몬이 활성화되지 않으니, 얼마나 깊이 잠드는지가 관건입니다. 매일 밤 축적한 숙면은 10년 후 당신을 더욱 젊게 만들어줄 것입니다.
수면을 통해 건강해지는 생활, 쾌면으로 아름다움과 젊음을 유지하세요.

스트레스 컨트롤하기

무심히 매일을 보내다가 정신을 차려보니 스트레스가 쌓여 몸이 망가져 있었다는 사람이 많습니다. 스트레스는 본인이 눈치채지 못하는 사이에 몰래 마음에 다가와, 몸에도 영향을 끼치기 때문에 위험합니다. 특히 여성은 생리통과 편두통을 비롯한 병증으로 이어지는 일이 많으니 주의가 필요하죠. 어느 정도 '아무래도 좋아.'라고 생각할 수 있는 낙관주의자라면 괜찮지만, 세세한 것까지 신경을 쓰는 성격이라거나, 직장 내 인간관계로 인한 고민 때문에 집에서도 편히 쉬지 못하며 스트레스를 축적하는 타입이라면 특히 조심해야 합니다.

자신의 뜻과 반대로 일어나는 여러 일들에 대해 어떻게 반응할지는 마음가짐에 달려 있습니다. 그러니 스스로를 잘 파악해서 관리해나갈 필요가 있어요. 스트레스에 지지 않는 사람이 되려면 우선 본인의 성격과 생활을 객관적으로 바라봐야 합니다.

어떤 일에 스트레스를 느끼는지, 반대로 어떤 일에 기분이 전환되는지 객관적으로 분석해서 그 스위치를 여러 개 만들어두세요. 디톡스용 배스 솔트를 넣고 즐기는 반신욕, 좋아하는 향기, 몸을 이완하는 제품, 피부관리나 마사지 등, 무엇이든 괜찮으니 기분이 좋아지는 요소들을 찾아보세요. 오가닉 라이프 스타일로 살다 보면 다양한 스위치가 생깁니다. 올바르게 식사하면, 저력이라고도 부를 수 있는 에너지가 틀림없이 생깁니다. 바쁘다고 간식이나 편의점 도시락 등 첨가물이 많은 음식만 계속 먹으면, 스트레스가 차츰 비대해져서 몸 상태는 점점 나빠질 뿐입니다. 물론 매일 아침 요가와 10분간의 명상을 할 수 있다면 더

할 나위 없겠지요. 그것이 어렵다면 무엇이라도 좋으니 나답게 살 수 있는 스위치를 찾아보세요. 수면시간의 확보도 소홀히 해서는 안 됩니다. 제가 가장 중요하고 또 어렵다고 여기는 일은 자신에게 거짓말을 하지 않는 것입니다. 스트레스가 쌓일 게 뻔한데도 "난 괜찮아."라고 말하는 사람이 있습니다. 그러나 무리를 하면 생리가 멈추거나 위가 아픈 등 몸에 증상이 나타나기 시작하죠. 결국 "괜찮아."라는 말은 자신을 위협하는 세뇌일 뿐입니다.

몸은 정직합니다. 사교를 위한 불편한 식사, 동료의 푸념 등이 싫을 때마다 싫다고 할 필요는 없지만, 내키지 않는 권유에 응하지 않는 자세는 견지해야 합니다. 업무가 스트레스라면 눈 딱 감고 환경을 바꿀 용기를 내세요. 상대방 때문에 자신이 피곤해지는 건 시간 낭비입니다. 소중한 것은 나 자신입니다. 타인과 섞이지 않고 자신을 지키는 용기를 가지세요. 이럴 때 식물요법에 따른 차를 마셔도 효과적입니다.

불평불만이 많아지고 고민이나 화 때문에 잠을 이루기 어렵다면 레몬밤차를 마셔보세요. 프랑스에서는 레몬밤 우린 물을 들고 다니는 여자아이들도 많다고 합니다. 식물요법사인 모리타 아츠코 씨는 레몬밤을 일컬어 신경을 완화시키는 안정제라고 말합니다. 초조함은 그저 호르몬 밸런스의 불균형일 뿐입니다. 자책하지 말고 레몬밤으로 머릿속을 리셋해서, 여성호르몬도 분비시키고 몸과 마음도 지켜내세요.

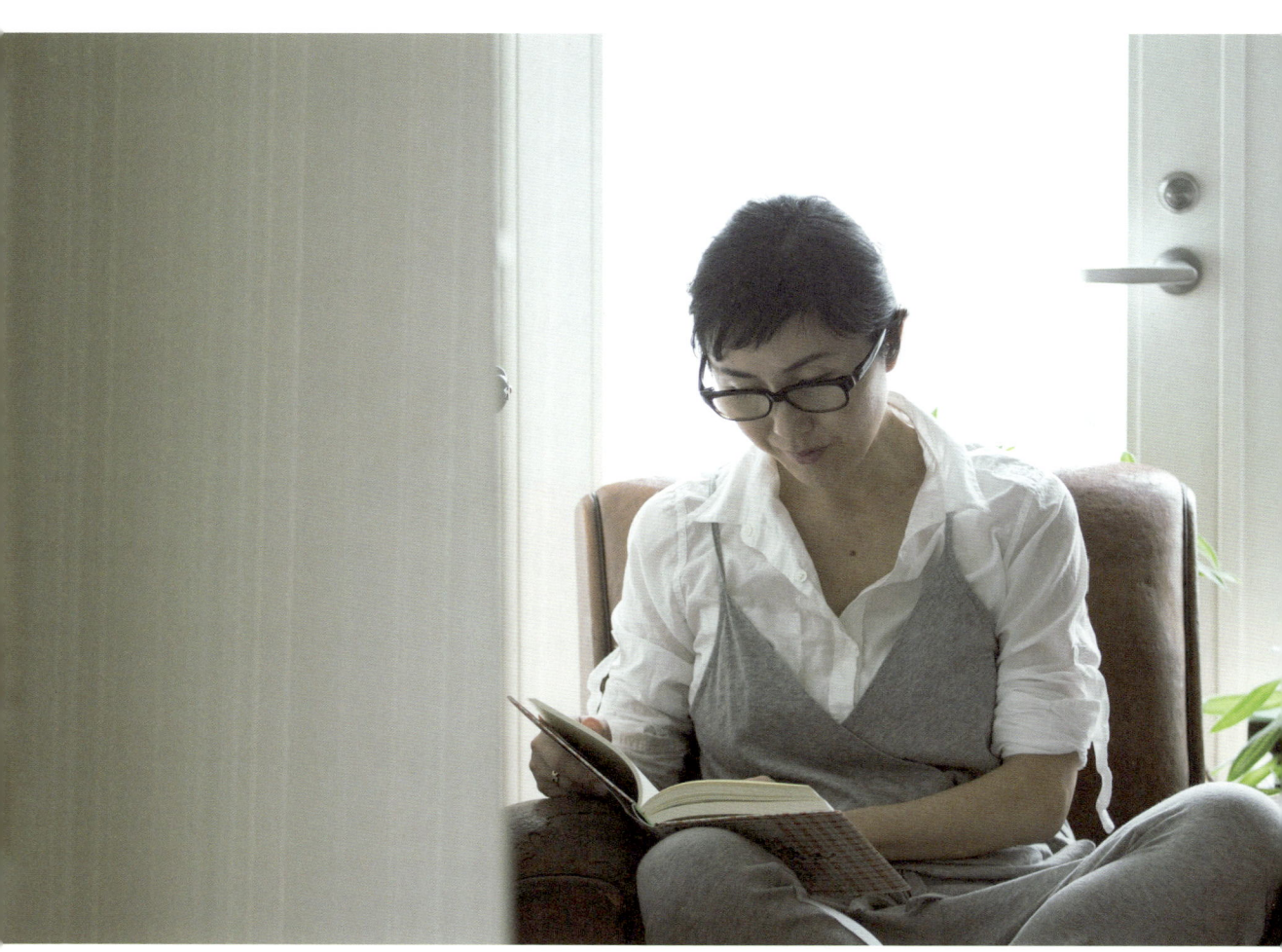

고요한 시간 가지기

요즘처럼 정보가 흘러넘치는 생활 속에서 '고요한 시간'은 특히 소중합니다. 텔레비전을 끄고 책을 읽는 시간이나 스마트폰 없이 차를 마시며 휴식하는 시간 등 나만의 고요한 한때를 가지기란 의외로 어렵죠. 하지만 그런 시간이 있는지 없는지에 따라 앞으로의 모습이 달라진답니다. 일상의 잡다한 세계를 리셋하면 비로소 보이는 광경이 있습니다. 자유시간에 하는 명상을 통해 자신의 방향성이나 하고 싶은 일 등을 명확하고 창조적으로 만드세요.

가령 매일 아침 10분의 명상은 우리 존재의 귀중함을 알려주는 소중한 시간입니다. 처음에는 그저 '눈을 감고 앉아 있는 것이 이렇게 힘들 줄이야' 하고 당황하지만, 점차 익숙해지면 눈앞에 나타나는 이미지와 잡념, 생각 등을 객관적으로 바라보고 떠나보낼 수 있게 됩니다. 요가 마스터인 겐 하라쿠마 선생님은 생각을 '떠나보내는 방법'을 알려주셨습니다.

고요히 나 자신을 마주하다 보면 잡념과 집착을 떠나보낼 수 있게 됩니다. 그러면 자신을 둘러싼 여러 환경에 감사하게 되고, 자연과의 일체감이 느껴져서 가슴속이 따스해져요. 처음에는 1분조차 길게 느껴지지만 시간이 흐름에 따라 점차 오랫동안 명상할 수 있게 됩니다. 매일 아침 5분간이라도 명상하는 습관을 들이면, 늘 깨끗한 마음을 지닌 긍정적인 자신으로 다시 태어날 수 있을 거예요.

지나치게 애쓰지 말고 용서해주기

일이나 육아에 쫓기다 보면 '해야만 하는 일'을 목록처럼 정해놓고 그 일을 해내지 못할 경우 자신을 책망하는 사람도 많을 것입니다. 바쁘면 계획에 맞춰서 일을 진행해나가고 싶어지죠. 하지만 계획대로 전부 다 하지 못할 경우도 고려해서, 처음부터 여유를 두고 시작하세요. 또 주변을 지나치게 신경 쓰다 보면 '저 사람에게 미안하니까' 또는 '날 안 좋게 여길지도 몰라.'라는 식의 걱정을 하게 됩니다.

상대의 입장에서 생각하는 것도 중요하지만, 주변을 너무 신경 쓰면 본인만 지칠 뿐이에요. 사람에게는 다양한 가치관이 있고, 모두가 각자의 사정이 있습니다. 그러니 상대에게도 "반드시 해야 해."라고 요구하지 마세요. 기대도 지나치면 피곤해지니까요. 자신에 대해서도 마찬가지입니다. 상대에게 미안한 마음 때문에 자신을 희생하면서까지 결정을 지키지 않아도 괜찮습니다. 의외로 타인은 내 생각만큼 나에 대해 신경 쓰지 않으니까요.

중요한 것은 남의 사정이 아닌 나 자신입니다. '해야만 해.'라는 생각에서 자신을 놓아주세요. 계획을 세워두고 지키지 못한 자신도 용서해주세요. 다음번에 무리 없는 계획을 세울 수 있다면 그걸로 괜찮습니다. 그래도 초조함이나 자기혐오가 사그라들지 않는다면, 그것은 자기 탓이 아닌 스트레스로 인한 호르몬 탓입니다. 자신에게도 남에게도 좀 더 상냥하게 대하도록 해보세요. 자신을 용서할 수 있으면 굳은 몸도 풀어져 편안해진답니다.

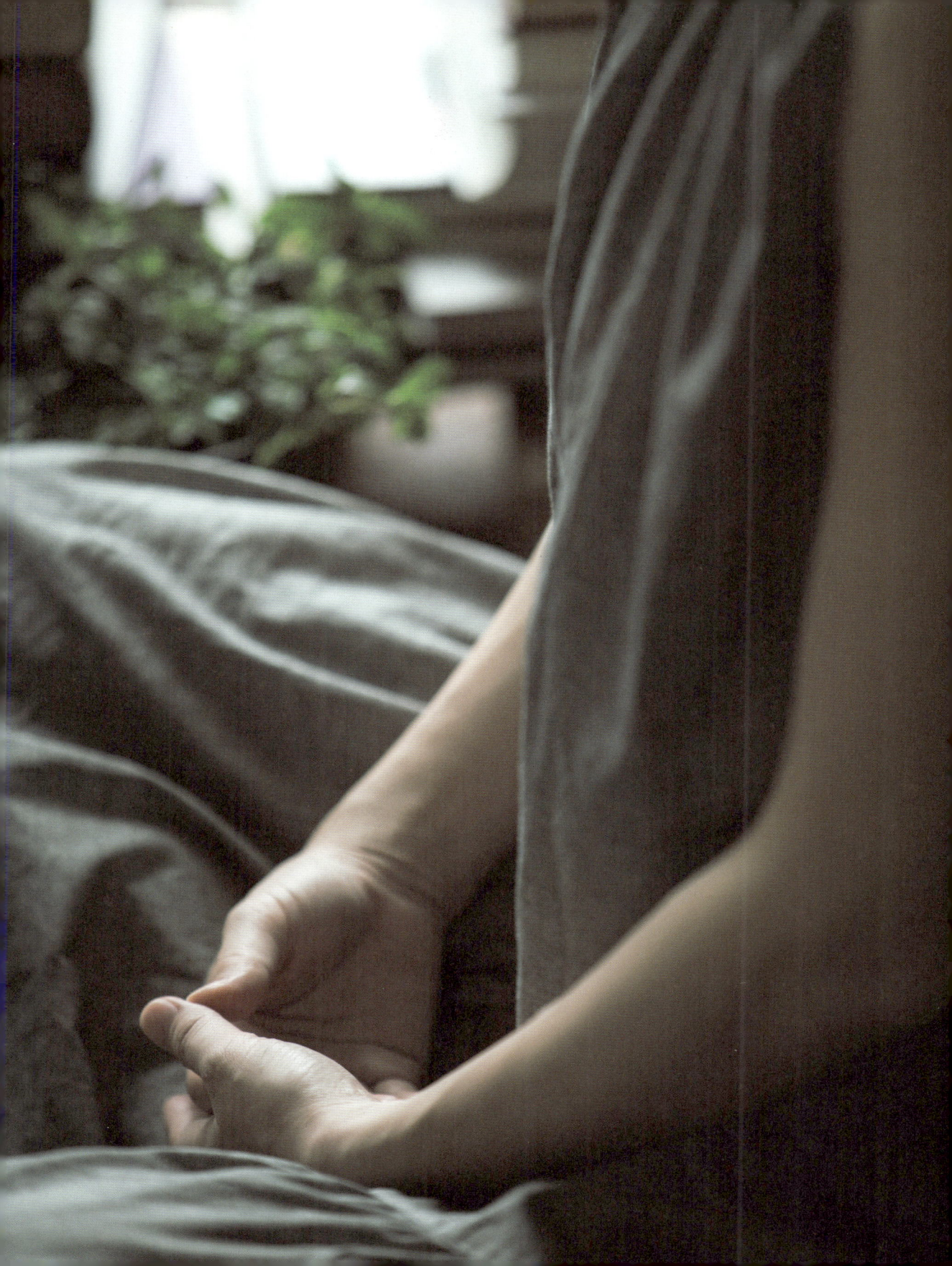

나 와 마 주 보 기
special guest

겐 하라쿠마

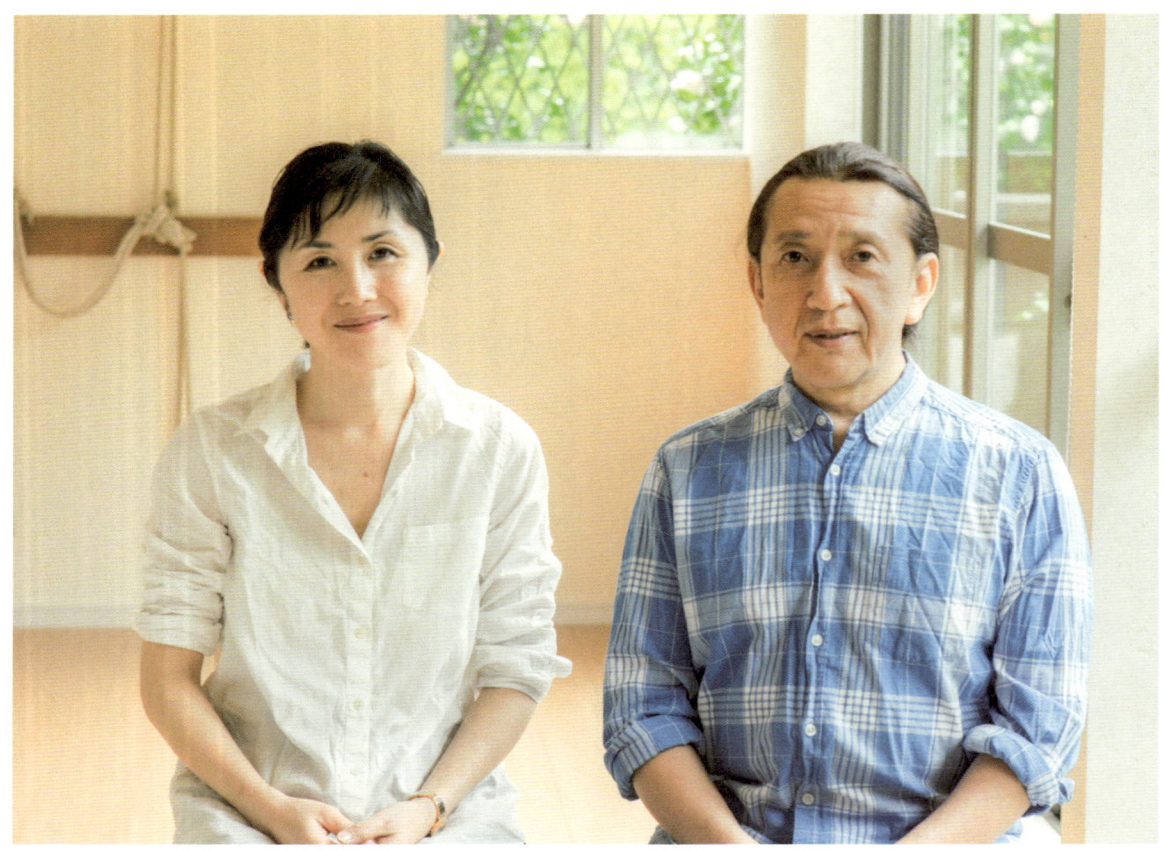

"아무리 바빠도 하루에 10분 정도,
눈을 감고 고요히 명상하면 현재의 자신이 보입니다."

아쉬탕가 요가를 통해 일본에 요가라는 문화를 전하고,
이완의 필요성과 비움의 상쾌함을 가르쳐주신 겐 하라쿠마 씨.
마음을 평온하게 유지하는 비법을 들어봤습니다.

저는 예전에 겐 씨의 요가 해외합숙을 통해, 의식을 집중해 몸을 움직이는 것의 쾌감을 체험한 적이 있습니다. 요가에서는 고요한 자신을 유지하는 것이 중요합니다. 자세를 능숙하게 취하는 것은 요가의 참된 목적이 아닙니다. 겐 씨는 언제나 제게 몸의 힘을 빼는 방법을 알려주시고, 현재의 소중한 것이 무엇인지를 깨우쳐주시는 선생님입니다.

"요가 자세의 중심은 언제나 배꼽 주변입니다. 몸의 중심부터 움직이는 기분으로 자세를 취하세요. 손발은 굳이 의식하지 않은 채, 중심부터 움직이다 보면 자신에게 가장 잘 맞는 자세를 알게 됩니다. 멈춰서 자세를 취할 동안은 되도록 긴장을 풀고요. 그러면 격렬하게 움직일 때도 몸 중심의 의식을 느낄 수 있습니다. 이를 반복하면 몸을 움직이지 않아도, 주변에 사람이 많은 어수선한 곳에서도 자신의 중심이 어디인지 알게 되죠."

자신의 중심을 알면 갖가지 상황에 휩쓸리지 않고 균형을 지킬 수 있습니다.

"단순한 자세도 전부 배꼽이 포인트예요. 예를 들어 카메라로 사진을 찍을 때도 배꼽에 의식을 집중하고 셔터를 누릅니다. 그러면 손이 아닌 배꼽으로 사진을 찍은 게 되니, 마치 아무것도 안 찍은 듯한 느낌이 들죠. 풍경이 저절로 셔터를 누르게 했달까요. 그러는 편이 즐겁기도 하고, 좋은 사진을 찍을 수 있어요. 이런 것이 일상의 명상입니다."

몸의 중심 잡기는 일상생활 가운데서도 중요합니다.

"어느 장소에 가든 그곳의 중심을 찾으려면, '장소'의 중심이 아닌 '자신'의 중

겐 하라쿠마는 인터내셔널 요가 센터(IYC)와 아슈탕가 요가 재팬의 주재자이자 일본 요가계의 일인자. 인생을 의미 있고 즐겁게 살기 위한 요가 지도 및 건전한 요가 보급 활동에 힘쓰고 있다. 일본 최대의 요가 이벤트인 요가 페스타의 발기인 중 한 명이다.

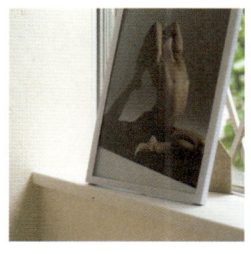

심으로 가야 합니다. 그러면 자신의 중심이 곧 장소의 중심이 되지요. 절의 돌계단을 오를 때, 위를 쳐다보고 가면 등산을 하는 것처럼 피곤합니다. 하지만 자신의 발걸음에 집중하면 위쪽 계단이 아래쪽으로 내려오듯 기분이 편해집니다. 의식을 어떻게 쓰는지에 따라 결과적으로 편하게 정상에 도달할 수 있게 되지요. 명상은 '하는 것'이 아니라 '오는 것'입니다. 반면 집중은 의식이 어디로 향하는 것입니다. 무언가에 집중하면 하나의 점밖에 보이지 않게 되죠. 하지만 명상을 하면 여러 개의 점이 동시에 자신의 의식으로 다가옵니다. 요가 수련은 집중에서 명상으로, 모든 점을 받아들이는 곳으로 가는 행위입니다. 받아들이는 대상과 자신의 구분이 없어지고, 나라는 에고가 없어지면 '사마디'라는 깨우침의 경지에 이르게 됩니다. 깨우침의 감각은 매일 자신이 원할 때 맛볼 수 있습니다. 집중력이 없는 사람은 어떤 일을 하든 곧바로 지겨워하거나, 딴짓을 하거나, 행동 자체를 하지 않습니다. 반면 집중력이 강한 사람은 금방 무언가에 포커스를 맞출 수 있지만 그것이 지속되면 지치죠. 그러니 집중하는 시간이 짧아요. 반면 명상의 감각을 맛보는 시간이 길어지면 무리하지 않고서도 다양한 일을 해낼 수 있습니다. 의식이 이완되면 여러 가지 일들이 사방에서 단번에 그 의식을 향해 다가옵니다. 이것이 바로 명상입니다."

그렇게 되기까지는 특별한 훈련이 필요한가요?

"요가뿐만 아니라 무엇이든 반복해서 하면 명상의 감각을 알기 쉬워집니다."

일상의 긴장을 풀고, 스트레스 없이 무슨 일이든 할 수 있다면 더할 나위 없겠지요.

"스트레스는 우선 하기 싫은 일은 하지 말 것, 그러나 해야 한다면 즐길 것! 이 두 가지가 중요합니다. 해야 한다고 스스로를 몰아붙이며 내키지 않는 일을 하는 사람이 무척 많지요. 그러나 반드시 해야만 하는 일이라고 인식했다면 즐기도록 노력하세요."

주변엔 인간관계로 고민하는 사람도 많습니다.

"긴장을 풀거나 스트레스를 제거하는 방법을 몇 가지 알고 있으면 편합니다. 몸을 움직이지 못할 때는 맛있는 음식을 먹는다거나, 잠을 잔다거나, 좋은 향기를 맡는다거나, 기분이 좋아지는 옷을 입는다거나. '이 방법이 안 된다면 저 방법을 쓰자.'라는 식으로 선택의 폭을 넓혀놓으면 감정을 관리하기 쉬워요."

스스로를 기분 좋게 만드는 여러 방법을 통해 매일 즐겁게 지내기. 젠 씨는 이를 실천하고 있기에 해외를 계속 돌아다니면서도 지치지 않는 것 같아요.

"저는 되도록 인간관계를 가지지 않습니다(웃음). 예전에는 파티나 이벤트도 기획했지만, 지금은 대개 함께 있으면 편한 사람과 시간을 보내거나 밥을 먹지요. 정말로 소수예요. 여성은 감성이 풍부해서 다양한 일로 스트레스를 받기 쉽습니다. 하루에 10분 정도, 아무리 바빠도 눈을 감고 고요히 명상하면 현재의 자신이 보입니다. 멋대로 튀어나오는 다양한 목소리를 들어주는 시간을 만들면, 구태여 몸을 격렬하게 움직이지 않아도 괜찮습니다. '오늘은 이랬지.'라고 되돌아보는 시간이 있으면 삶의 밸런스가 잡힙니다. 초조할 때 눈을 감으면 초조해하는 자신이 보여요. 누우면 의식도 잠들게 되니, 등을 똑바로 세우고 에너지를 순환시키며 명상하세요."

집착을 놓지 못하는 사람은 어떻게 하면 될까요?

"무언가가 반드시 필요하다고 생각하지 않는 게 비결입니다. 있으면 좋겠다, 정도로 생각하다 보면 의외로 가질 수 있게 되는 것도 많으니까요. '반드시 필요해.'라는 생각과 '없어도 괜찮아.'라는 생각은 한끗 차이입니다. 오늘과 내일 사이에 기분이 바뀌기도 하잖아요? 그 변화가 몹시 중요한 감각이라는 점을 기억해두세요."

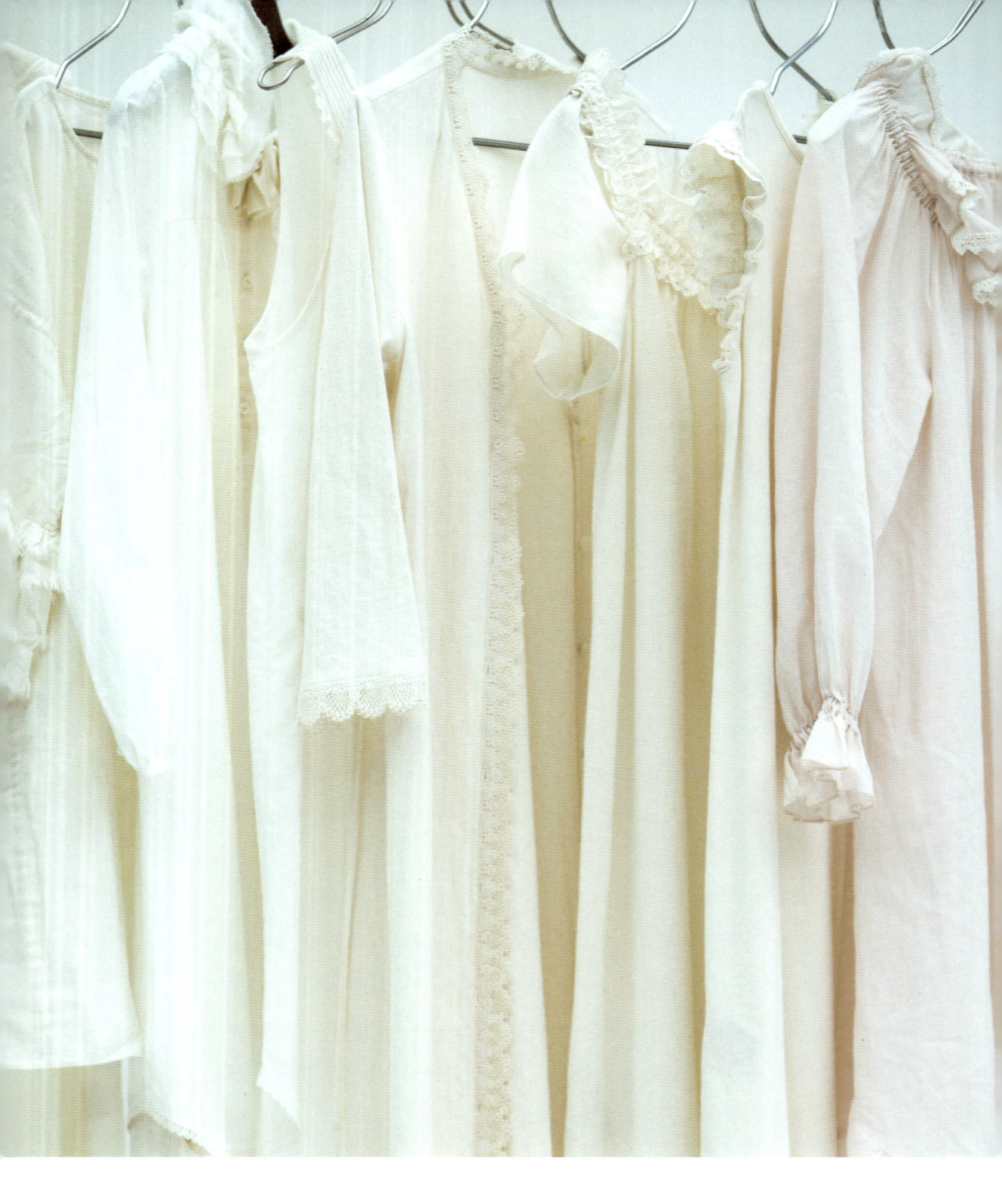

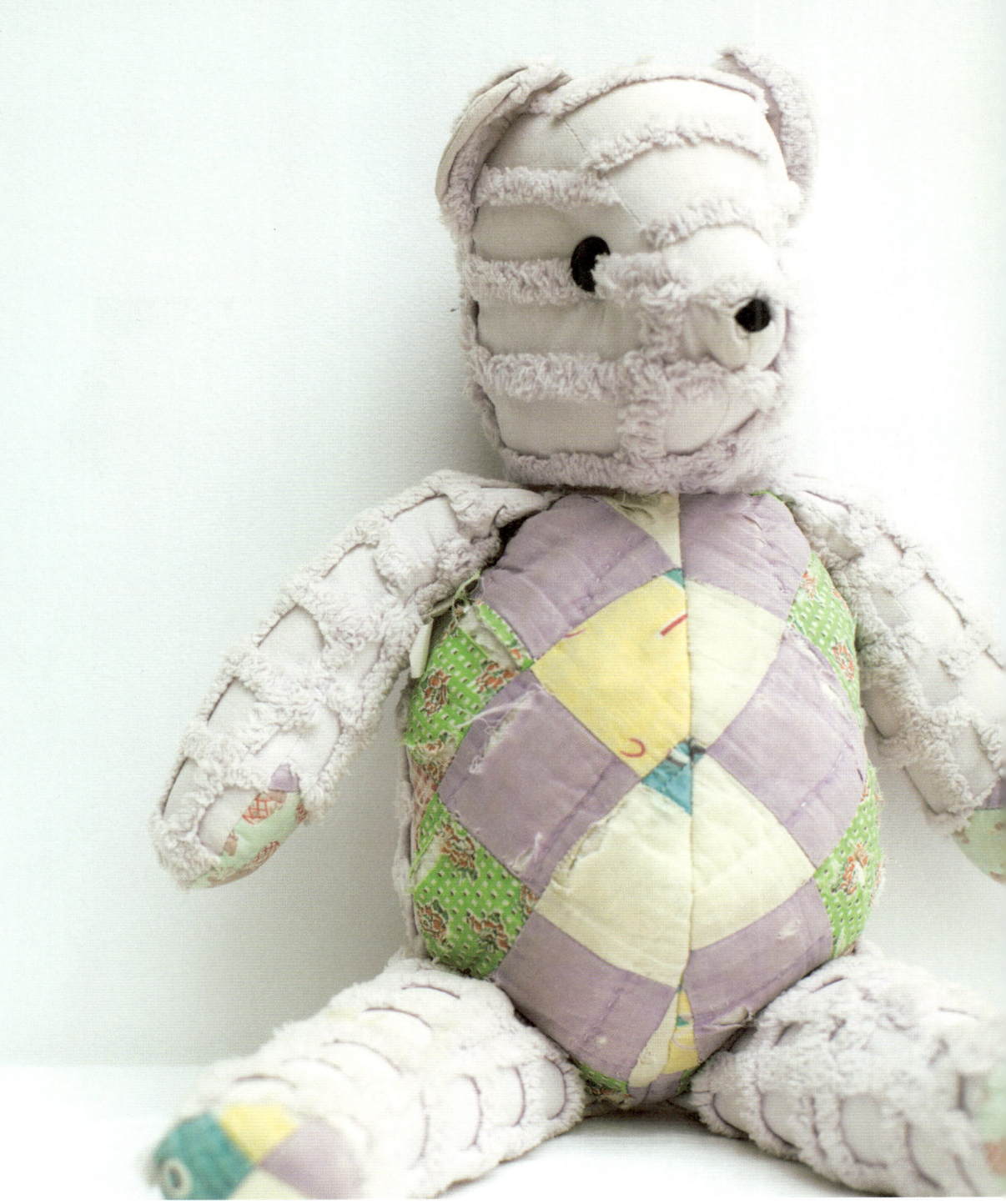

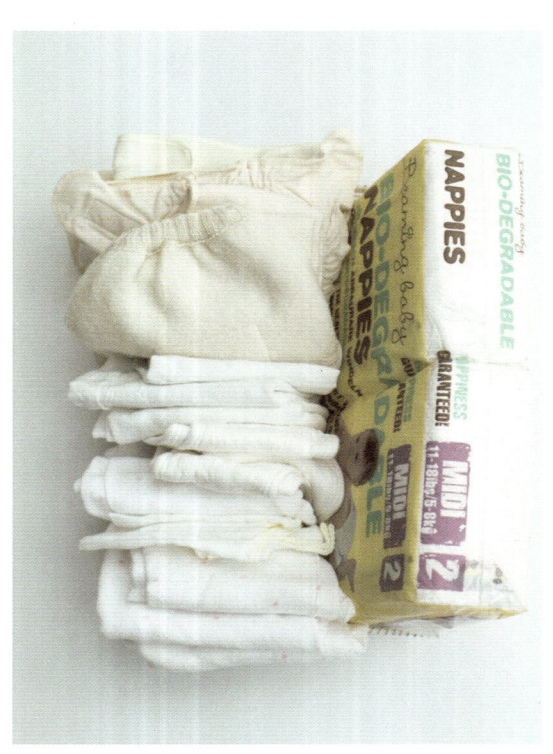
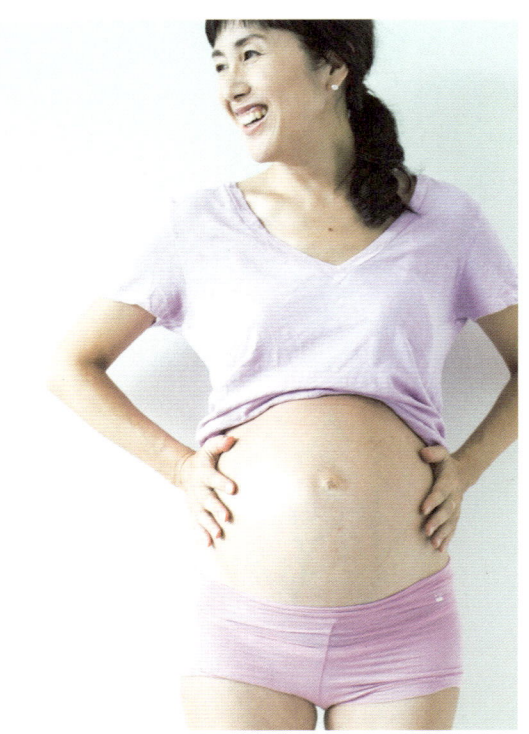

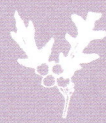

건강하게 낳고 기르기
Happy Life

피토테라피(식물요법)나 식사,
수면을 이용해 여성호르몬과 몸 상태를 정돈하면
언제까지나 젊음과 건강을 유지할 수 있습니다.
그리고 그 연장선상에는 임신이 있지요.
아기와 만나 바뀌어가는 인생.
그것은 하늘이 주신 선물이자 책임입니다.
파트너와의 친밀한 관계에서 만들어진 새로운 몸과
새 생명을 소중히 여기세요.

임신 전에 해두면 좋은 일

일을 일단락하고 슬슬 아이를 갖고 싶다는 생각이 들 때 저는 이미 서른여덟이었습니다. 그때부터 집중적으로 임신을 위해 몸을 준비해나간 끝에, 다행히도 반년 만에 원하던 결과를 얻었지요. 식물요법사 모리타 아츠코 씨에게서 임신하는 데 필요한 것은 '점막의 힘'이라는 말을 듣고, 임신을 하기 위해서는 제 내부의 윤기가 중요하다는 사실을 깨달았습니다. 그래서 식물요법에 따라 주전자 가득 차를 만들어 수시로 마셨어요. 라즈베리 잎, 레몬밤, 레이디스 맨틀, 히비스커스, 로즈힙 등을 섞어서 우려낸, 여성호르몬을 촉진하는 저만의 차를 만들어 마셨죠. 파리에는 약사가 허브를 처방해주는 '에르보리스테리(Herboristerie)'라는 가게가 있습니다.

저는 약을 먹지 않고 몸을 관리하고 싶어서 허브를 씁니다. 지금은 일본의 '코스메 키친(cosme kitchen)'이라는 가게에서 모리타 아츠코 씨의 감수를 받은 차를 살 수 있게 되었답니다. 여성호르몬 촉진에는 레몬밤과 라즈베리 잎이 좋아요. 식물을 섭취해서 몸 내부의 윤기를 지켜주세요.

나나데코르의 나이트드레스도 임신 준비에 좋아서 애용자가 많습니다. 밤에 부드러운 감촉이 피부에 닿으면 숙면에 도움이 되고 여성호르몬이 쑥쑥 나온답니다. 게다가 출산 후에도 수유복으로 입을 수 있죠. 그런 풍요로운 이미지를 그리며 잠들면 행복이 커지는 느낌이 들어요.

또 하나 관리해야 할 점은 냉증. 과자나 커피, 술을 지나치게 섭취해서 피곤할 때는 밤에 우메쇼반차를 마시면 좋습니다. 평소에도 차가운 음료는 마시지 말고, 식사도 현미와 된장국, 발효 식품 위주로 해서 몸속부터 건강하게 만드세요. 임신 전에 집중적인 단식이나 클렌즈 프로그램을 통해 몸을 한번 대청소해두면 몸의 기능이 정돈되어서 임신에도, 그 후의 입덧에도, 기르기 쉬운 아기를 낳는 데에도 좋습니다. 그런 다음에는 유기농 음식을 중심으로 첨가물을 섭취하지 않도록 주의하세요. 또 혹사해온 몸의 긴장을 풀어주기 위한 운동이나 관리도 중요합니다.

저는 발레 스트레칭 수업을 통해 고관절 근처를 이완하면서 스트레칭과 코어 트레이닝을 했습니다. 클래식 음악 속에서 진행되는 우아한 수업이라서 여성호르몬도 자극되는 느낌이었어요. 발레 스트레칭은 나나데코르의 워크숍 중에서도 오랫동안 인기를 끌고 있는 수업인데, 임신율이 높기로도 유명합니다. 학생들도 여러 명 임신했답니다. 또 저는 자궁 환경을 개선하기 위해 침 치료를 받으며 몸속부터 정돈해나갔습니다. 그리고 '보름달 면생리대'(87쪽)도 애용했죠. 임신에 지나치게 집착하면 몸도 마음도 굳어버리니, 매일을 스트레스 없이 즐겁게 지내도록 노력해보세요. 건강한 음식을 먹고 적당히 운동하기. 몸을 데우고 숙면을 취하며 치유력을 높이고 체내 리듬을 정돈하기. 차와 민감한 부위 전용 제품으로 허브의 효능을 높이기. 이런 방법을 통해 종합적으로 여성호르몬 분비를 촉진하면 임신 준비 완료입니다.

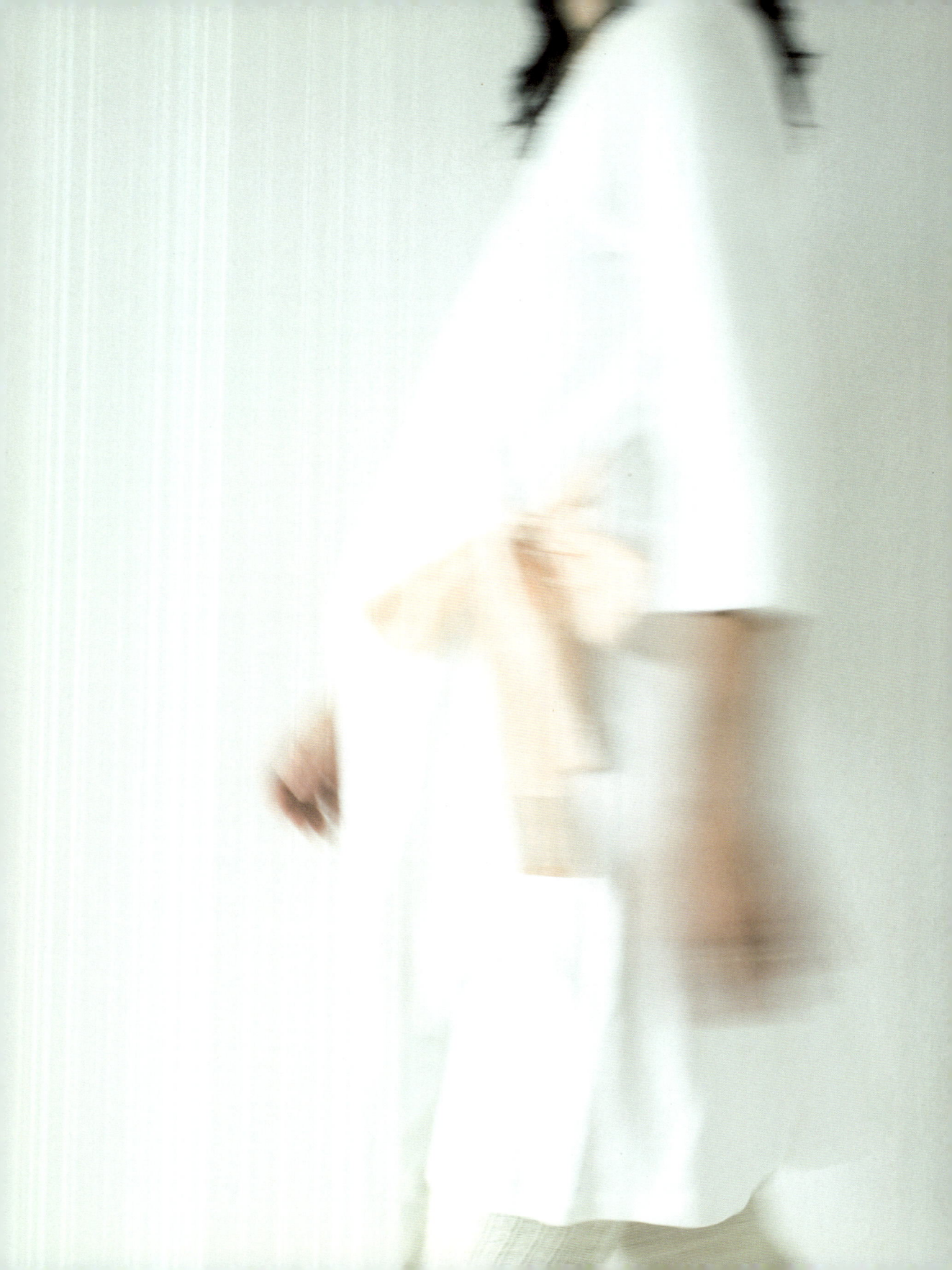

아기를 위한 몸 만들기

일본에서는 생리와 배란, 임신에 대해 전문적인 교육이 실시되지 않습니다. 그래서 제 동년배 중에는 한창 일에 빠져 지내다가 정신을 차려보니 '아, 이제 고령 출산이구나.'라고 깨닫는 사람도 많았습니다. 저도 별 수 없이 그중 한 사람이었지요. 임신은 젊을 때 하는 편이 좋지만, 40대에도 자연임신으로 건강하게 출산하는 분도 많습니다.

불임 치료를 위해 병원에 다니면, 고령으로 리스크가 높아지는 데에서 오는 압박과 초조함이 과도한 스트레스가 되어 마음을 위축시키기도 합니다. 반면 식물요법을 따르며 내추럴하게 하는 임신 준비는, 어찌 보면 자신의 생활을 정돈하는 게 다입니다. 어떤 방식을 선택할지는 당신 마음입니다. 그러나 힘든 난임 치료에 돈을 들이면서도 평소의 생활은 변함없이 불규칙한 사람도 있기 마련이죠. 임신 준비는 자신의 생활을 되돌아볼 기회랍니다. 최종적으로 착상률을 높이는 데도, 건강한 난자를 만드는 데도, 가장 중요한 것은 당신의 몸입니다. 당신은 아이를 가지기 위해 얼마나 자기 자신을 준비할 수 있나요? 어쩌면 미래의 아기와 맺는 관계는 이 시기에 시작될지도 모릅니다. 의학에 맡기는 부분과 스스로 노력하는 부분은 동시에 진행되어야 합니다. 생활 리듬을 의식적으로 살짝 늦추고, 현재 과도한 스트레스나 육체적 부담이 있다면 눈 딱 감고 환경을 바꾸는 등 이참에 라이프 스타일을 점검해보면 어떨까요? 취미생활 등으로 시간을 충실히 보내며, 즐겁고 생기 있게 지낼 수 있는 환경을 만들어보세요.

파트너와의 즐거운 관계

일을 잘하는 사람일수록 대충 하게 되는 일이 성생활입니다. 아이를 가지고 싶다면서 자신의 다음 배란일을 모르는 사람도 있죠. 임신은 일 년에 열두 번밖에 없는 기회이니만큼, 일 이상으로 열심히 몸을 관리하며 임해야 합니다. 배란일은 기초체온으로 알 수 있지만, 저는 같은 시간에 체온을 재기가 어려워서 매달 근처 병원에 갔습니다. 보름달과 함께 생리가 시작되면 배란일은 14일 후인 초승달 무렵. 그때쯤 산부인과에 가서 배란 예정일을 받았습니다.

임신 가능 여부는 본인뿐만 아니라 파트너에게도 달려 있습니다. 타이밍이 전부라고 할 수 있죠. 임신에는 육체적인 요소는 물론 의외로 정신적 요소도 중요합니다. 파트너와 정신적으로 연결되어 있어야 하니까요. 특히 남성은 어떤 면에서 여성보다 과민해서, 신경 쓰이는 일이 생기거나 업무로 스트레스를 받으면 여실히 몸에 드러납니다. 다시 말해, 정신적으로 지치면 정자의 양이나 활동성이 현격히 떨어지죠. 고령 출산을 하는 사람도 늘어나고 있으니만큼 리스크는 여러 면에서 방지하는 편이 좋습니다. 그러므로 배란일이 가까워지면 파트너가 정신적으로 건강하도록 신경 써주세요. 둘이서 편안히 시간을 보낼 수 있도록, 상대가 기분 좋고 즐겁게 지낼 수 있도록 배려가 필요합니다. 서로의 관계를 돌아보는 것은 어쩌면 임신에 가장 필요한 요소일지도 모릅니다.

임신기를 어떻게 보낼까

다행히도 아기가 생겼다면 산모의 몸은 두 사람의 것이 됩니다. 산모는 아기를 배 속에서 기르는 기쁨을 맘껏 즐기고 싶죠. 임신 전에 몸을 디톡스해놓으면 입덧 없이 몸이 편안하답니다. 식품 첨가물이나 커피, 향신료, 자극적인 음식은 자제하세요. 저는 보통 때도 그런 음식을 그다지 잘 먹지 않아서 평소와 다름없는 식생활을 이어나갔습니다. 9월에 출산했는데 임신기 후반의 더운 시기(양성)에는 현미(양성)를 먹기 힘들어서, 빵이나 과일 등 음성 음식을 더 많이 먹었습니다. 아이가 자라기 위해서는 음성의 에너지가 필요했던 걸까요.

출산 직전까지 하루 두 끼를 유지하며, 과식하는 일 없이 지냈습니다. 저의 체중은 고작 7킬로그램 불어난 게 다였지만, 아기는 3.24킬로그램으로 건강하게 태어났답니다. 컨디션도 출산 전날까지 일했을 정도로 좋았습니다. 오히려 너무 많이 움직인 편이랄까요.

임산부 복대는 근력이 떨어질까 봐 하지 않았습니다. 배가 땅기면 모리타 아이코 선생님의 침으로 긴장을 풀고 배를 끌어올렸죠. 셀프케어로는 목욕 후 MAMABABY 오일로 림프절과 고관절에, 그리고 임신선 예방을 위해 배에 마사지를 했습니다. 아무리 바빠도 한가롭게 보낼 수 있는 시간을 꼭 만들었고, 잠도 잘 잤답니다. 주위 사람들이 놀랄 정도로 감정의 동요 없이, 평소와 거의 다름없는 생활을 할 수 있었던 것은 오가닉 라이프를 통해 미리 몸을 만들어둔 덕분이었습니다.

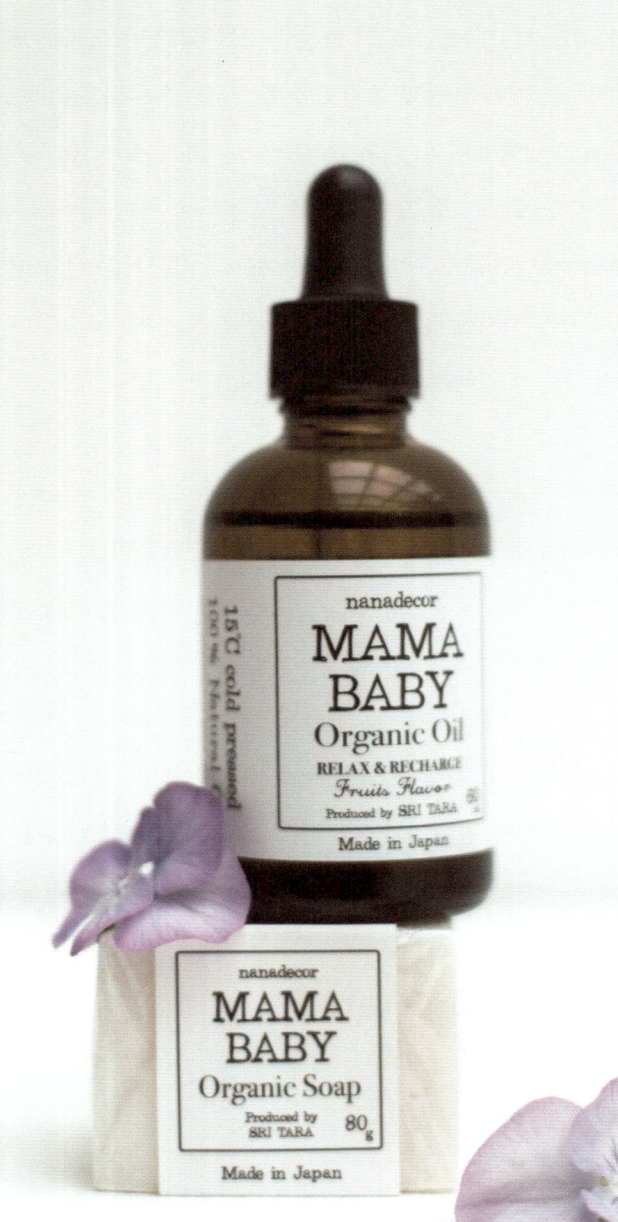

엄마의 시작은 가슴케어

모유로 아이를 무럭무럭 키우려면 아이의 호흡에 맞춰 젖을 줘야 하지요. 출산 예정일 직전 유두를 마사지해서 모유 수유를 준비해둬야 합니다. 모유 수유가 궤도에 오르기까지는 가슴이 땅기고 열이 나거나 아리는 등 무척 고생스럽죠. 저도 가슴이 땅겨서 밤에 잠들지 못했습니다. 출산 후가 그렇게 피로울 줄 미처 몰랐지요. 아기가 모유를 먹지 않는 데는 산모의 식사 질, 젖을 물리는 방법과 각도, 젖을 주는 방법 등 반드시 이유가 있습니다.

집에 가서 원인을 파악하면 늦으니, 병원이나 산후조리원에 있는 동안 담당 선생님께 철저하게 상담을 받으세요. 아기가 물어서 유두 표면이 찢어지는 격통을 견디면 피부가 강해지는 것 같아요. 저는 MAMABABY의 오일을 유두에 계속 발랐답니다. 식품 유기농 일본농림규격(JAS)을 취득했으며, 오가닉 방향유가 아주 살짝 함유된 제품입니다. 꼭 이 제품이 아니더라도 산모의 몸에 발라도, 아기의 입에 들어가도 안심할 수 있는 제품을 쓰세요. 엄마가 단것이나 과일 등 음성 음식을 많이 먹으면 아이가 칭얼거리거나 유아 습진이 스멀스멀 악화되는 음성 증상이 나타납니다. 사람의 몸은 오른쪽이 양성, 왼쪽이 음성이에요. 즉, 모유의 경우 오른쪽의 주식을 먼저 먹이고 왼쪽의 부식을 먹이면 됩니다. 마음을 담아서, 가슴을 한쪽 손으로 받쳐가며 아이에게 젖을 깊숙이 꼭 물려주세요. 그러면 아기도 만족해서 듬직하고 침착하게 클 거예요. 엄마는 가급적 현미와 된장국, 해조류를 잘 챙겨 먹으며 좋은 모유를 만들고, 아이에게 젖을 주는 행복한 시간을 만끽하길 바랍니다.

산후의 자기 계발

산후 아기와 유대감을 느끼는 시간은 무엇과도 바꿀 수 없는 행복한 한때입니다. 하지만 그와 동시에, 이 시기에는 생활방식, 리듬, 가치관, 우선순위 등 모든 것이 변해서 정신면에서나 호르몬상 불안정해지죠. 이럴 때일수록 오히려 산후는 원래 그런 시기라고 생각하며 객관적으로 자신을 바라볼 필요가 있습니다.

하지만 제게 산후는 예상 외로 느긋이 지낼 수 있었던 시기였습니다. 임신기야말로 모두가 소중히 대해주는 행복한 시기라고들 하는데, 저는 일에 푹 빠져서 그 시기가 눈 깜짝할 사이에 지나가버렸습니다. 그러니 산후 몇 달 동안이 제게는 더 달콤한 보상이었어요. 그 전에는 밤늦게까지 깨어 있던 적도 많았는데, 출산 후 아기와의 규칙적인 생활로 수면시간이 오히려 늘어났을 정도였습니다. 컴퓨터와도 멀어져서 인생에서 오랜만에 자유로운 시간을 보냈죠. 여러 가지를 체로 걸러낸 듯, 일도 사생활도 단순해졌습니다. 산후 몇 달간은 자고 일어나서 수유를 하고 산책을 하며 여유롭게 보냈어요. 밤에도 아기가 잘 자서 생활이 안정되었죠. 덕분에 읽고 싶었던 책을 읽거나, 인터넷으로 영어 회화 강의를 듣거나, 백신이나 예방접종에 대해 조사하거나, 그림책을 빌리러 도서관을 다니며 시간을 보냈습니다. 마음에 여유가 생겨서 그 후에도 아이와 함께 공부를 재개했답니다. 육아나 산휴는 커리어에 안 좋다는 이미지가 있지만, 저는 오히려 스스로를 발전시킬 기회라고 생각해요. 짬이 나면 자격증을 따는 등 새로운 일에 도전하며 인생의 다음 단계를 준비해보면 어떨까요?

아이가 태어난 이후, 저는 지금까지의 인생에서는 생각지도 못했던 충만하고

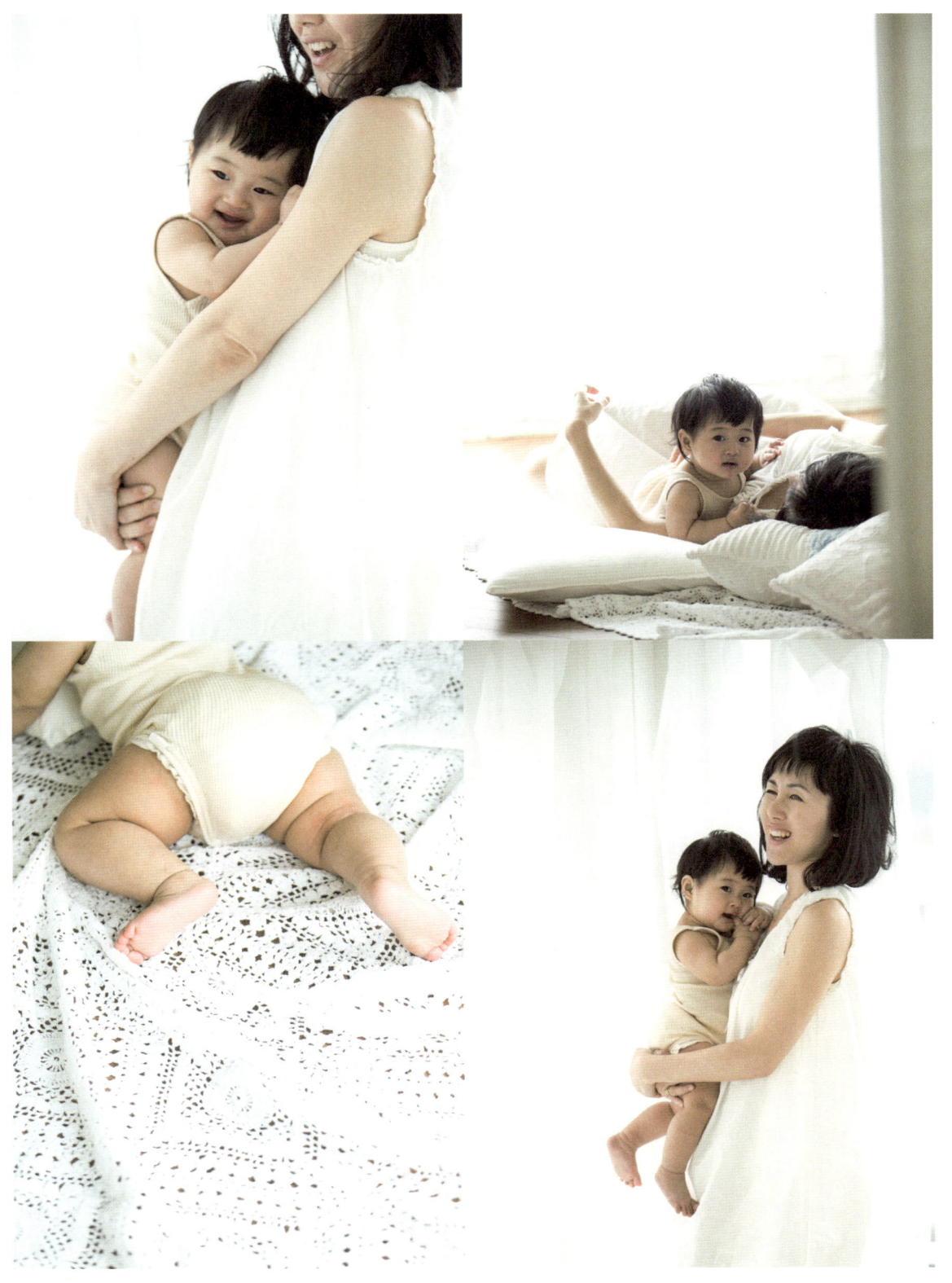

흡수력이 좋은 1회용 오가닉 기저귀와
면기저귀를 상황에 따라 구분해서 씁니다.
프리미엄 친환경 1회용 기저귀
/NAPPIES Beaming baby 본인 소장품.

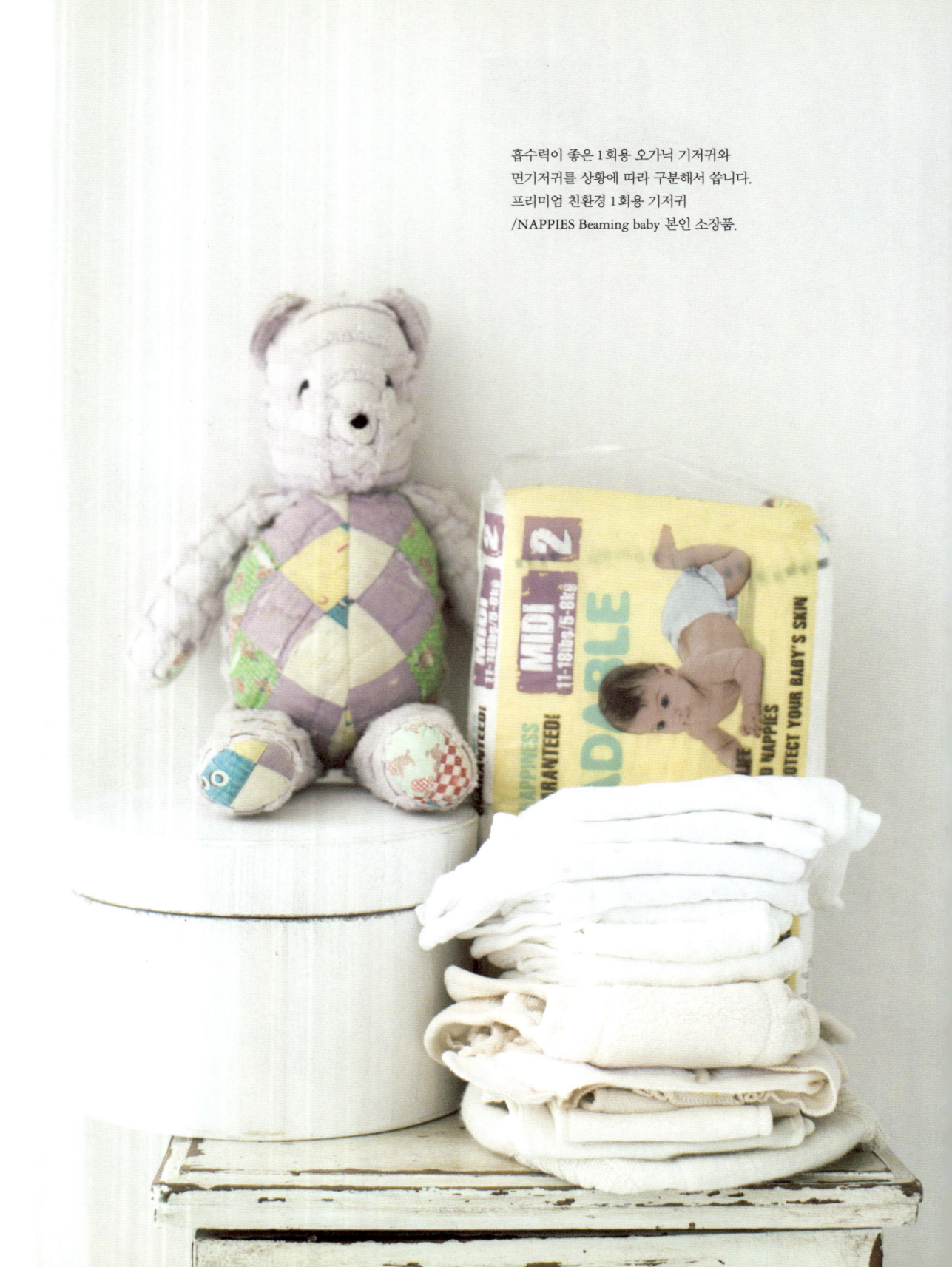

행복한 시기를 보내고 있습니다. 매일 아기의 귀여운 성장을 지켜보고, 부부의 가치관도 갑자기 바뀌는 등 인생의 새로운 모험이 시작된 기분입니다. 그러니 마음껏 육아를 즐기려 한답니다. 아기와 리듬을 맞춰, 마음을 담아 돌보려 노력하죠. 그 덕분인지 우리 집 아이는 그다지 손이 가지 않아서, 산후 2개월부터는 전시회를 보러 다녔고 3~4개월부터는 일을 조금씩 다시 시작했습니다.

저희 부부는 가족이 함께 지내는 행복을 추구하기 때문에 나나데코르를 같이 운영하고 있습니다. 그래서 남편도 일과 육아, 가사에 바쁜 나날을 보내고 있습니다. 저는 주변 엄마들을 비롯한 모두에게 도움을 받으며 조금씩 걸어나가고 있어요. 그리고 뭐든 임기응변으로, 상황에 맞춰 대처하지요.
1회용 오가닉 기저귀를 발견한 덕분에 바쁜 날에는 1회용을, 여유가 있는 날에는 면기저귀를 씁니다. 규칙적인 생활도 중요하지만, 때로는 친구 집에 놀러가거나 외식도 합니다. 해외든 국내든 출장에는 언제나 아기를 데려가고요. 아이가 생기자 생활이 제한되는 게 아니라, 더 알찬 인생이 펼쳐졌습니다. 오가닉 라이프 덕분에 건강하고 생기 있게 지낼 수 있게 된 거지요. 육아도 쉬워졌고, 사고방식도 유연해졌죠. 일하는 방식도, 가족의 생활도 차츰 변해가는 것을 즐기며 날마다 새로이 배워나갑니다. 언제나 모두 함께 웃으며, 일도 사생활도 무한대로 확장됩니다. 다시, 풍요로운 인생의 시작입니다.

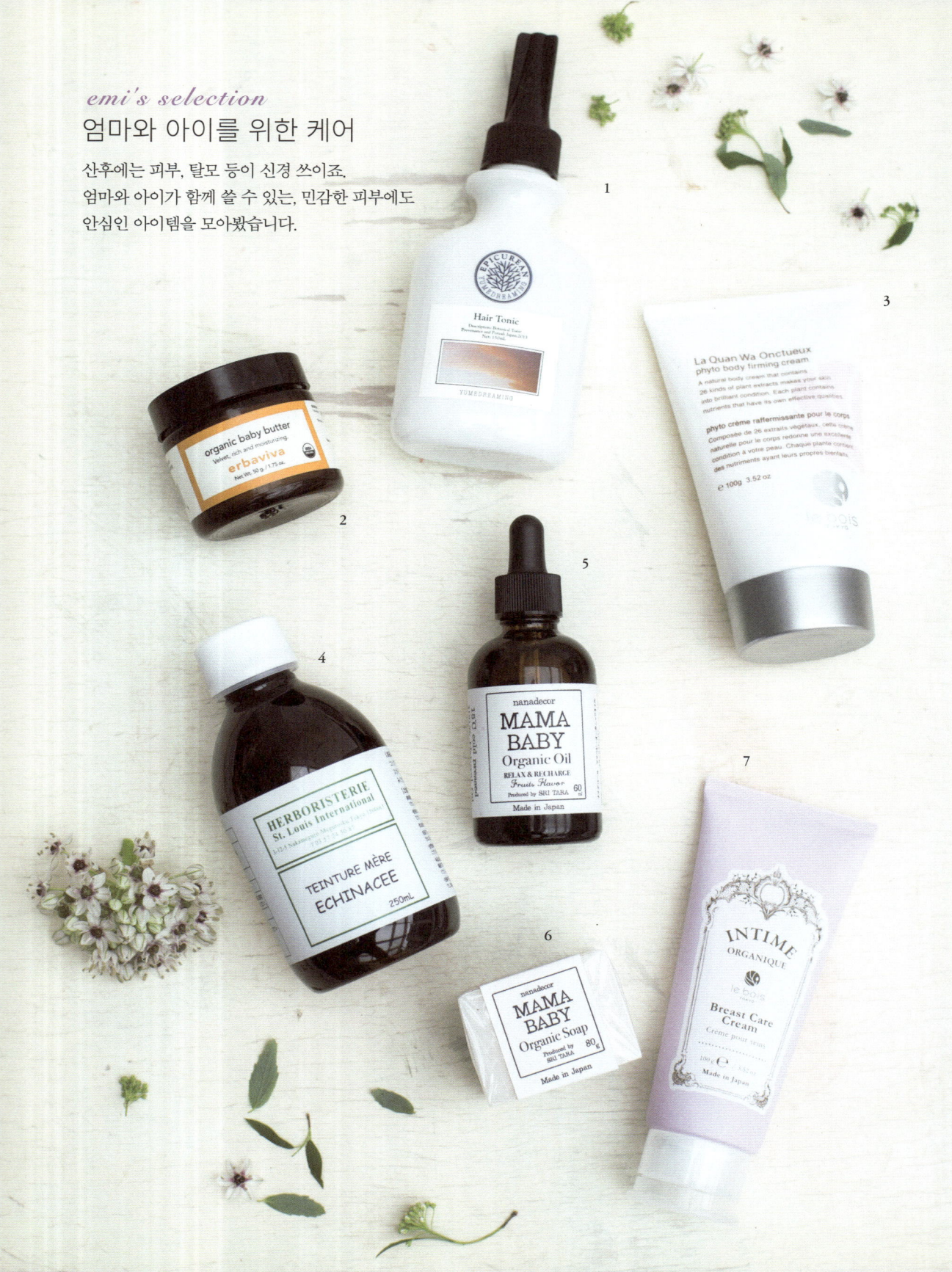

1
EPICUREAN Hair Tonic

산후에는 놀랄 정도로 머리카락이 빠지죠. 두피가 붓고 모공이 늘어나는 것도 원인이니, 토닉을 뿌려서 마사지해주세요. 머리 감는 횟수를 줄이고 밤에 리프레시용으로 쓰면 좋습니다. /Twiggy

2
erbaviva organic baby butter

아기의 피부가 건조하면 오일 위에 밤을 겹쳐 발라 보습니다. 부드럽고 독특한 향이 무척 좋아요. 저는 MAMABABY의 오일 위에 겹쳐 바릅니다. 가을·겨울 한정상품. /STYLA

3
La Quan Wa Onctueux phyto body firming cream

산전, 산후에 애용했던 크림입니다. 한방 처방으로 다리의 부기를 빼준답니다. 혈액순환을 촉진해 피곤할 때나 잘 때 바르면 좋습니다.

/St. Louis international

4
HERBORISTERIE TEINTURE MÈRE ECHINACEE

면역력을 높여주는 에키나시아라는 허브의 침출액이며, 상비약으로 쓸 수 있습니다. 산후 특히 떨어지는 면역력을 팅크제로 보충해주세요. 감기와 감염병 예방에도 좋고, 아이도 마실 수 있는 안전한 허브 제품이에요.
/COSME KITCHEN

5
MAMABABY Organic Oil

식품 유기농 JAS 마크를 획득한 세서미 오일입니다. 아기의 보습에, 엄마의 가슴케어에, 부은 곳을 마사지할 때, 클렌징할 때 등 전신에 안심하고 쓸 수 있어서 상비해둡니다. /nanadecor

6
MAMABABY Organic Soap

산후에는 엄마와 아기가 같은 제품을 쓰세요. 엄마도 아기도 머리부터 발끝까지 전신에 쓸 수 있는 촉촉한 제품이며, 이중 세안이나 클렌징할 때도 좋습니다. 모유와 같은 성분이 들어 있는 킹 코코넛 오일 함유. /nanadecor

7
Breast Care Cream

수유기가 끝난 후 처진 가슴을 올려주는 크림입니다. 이 한 통을 다 쓴다는 생각으로 집중적으로 마사지해주면 좋아요.
/St. Louis international

여성의 점액력 높이기
special guest

모리타 아츠코

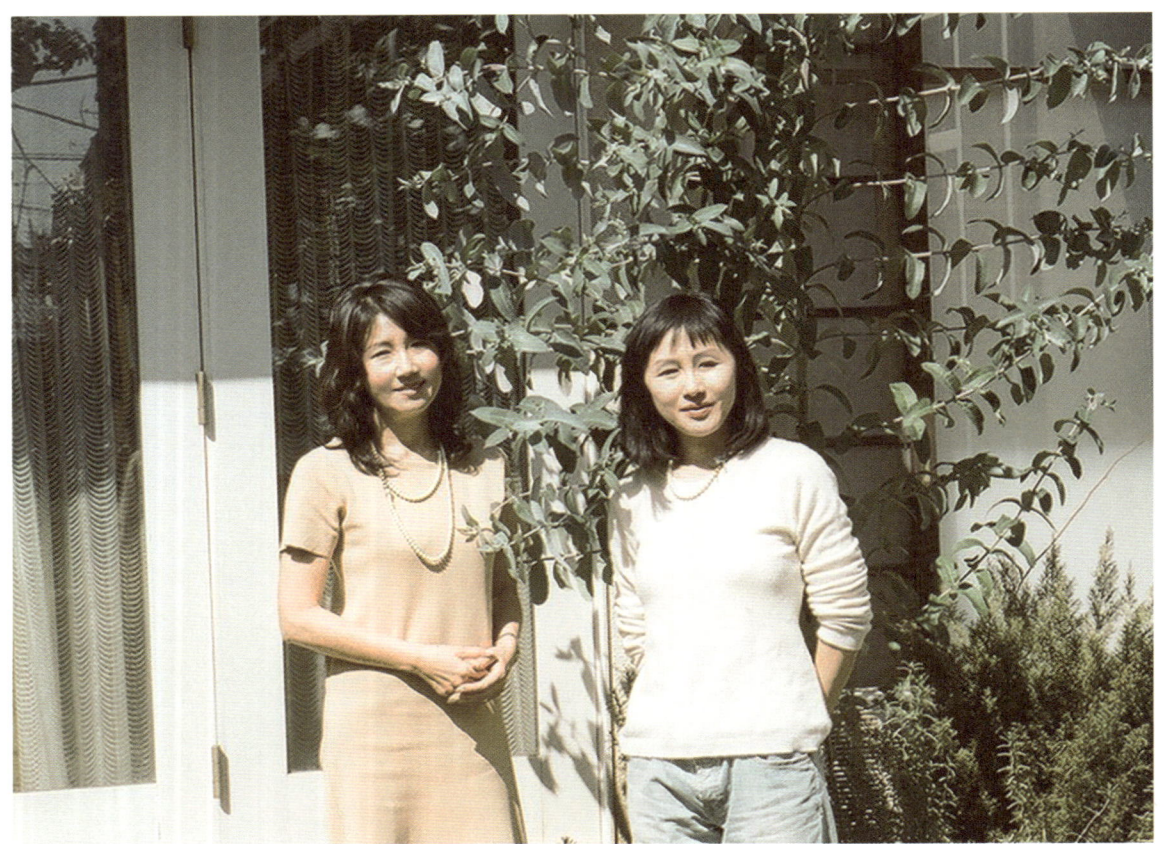

"몸에 걸치는 옷, 먹는 음식, 그리고 호흡을 통해
자연치유력을 높이는 일은 매우 중요합니다."

식물요법(피토테라피)의 이점을 알려주신 모리타 아츠코 씨.
큰 병을 앓은 후 프랑스에서 식물요법을 배워와, 일본의 의료기술로는
임신이 어렵다는 선고를 받았음에도 40대 후반에 자연임신과 출산에 성공했습니다.
여성의 출산과 육아를 위해 무엇이 중요한지 물어보았습니다.

"몸을 정돈하면 본인도 몰랐던 힘이 솟아나요."

늘 이렇게 용기를 주는 아츠코 씨는 제게 언니 같은 존재입니다. 허브뿐만 아니라 삶을 살아가는 방법과 사고방식에 대해서도 가르침을 얻고 있죠. 식물의 힘을 언제 어떻게 이용하는지 알아두면, 아프거나 컨디션이 안 좋을 때 도움이 됩니다.

여성의 몸 관리 또한 아츠코 씨의 전문 분야. 프랑스에서는 여성의 민감 부위를 관리하는 게 당연하지만, 일본은 아직 이 분야에서 뒤처져 있는 것이 현실입니다. 일본에는 생리통이나 두통이 고민인 사람이 많죠.

"엄마가 몸의 구조에 대한 기초지식이 없어서, 딸에게 생리 시작 후 욕조에 들어가도 되는지, 생리대와 탐폰 중 어느 것이 좋은지 등의 지식을 전해주지 못하는 경우가 대부분입니다. 생리를 시작한 후 왜 이성이 신경 쓰이는지, 배란은 어째서 소중한지, 왜 과격한 다이어트나 스트레스가 좋지 않은지 등을 설명해주지 못하죠. 생리통은 대개 스무 살 정도로 끝난다는 점도 잘 모르고요."

프랑스에서는 어머니가 딸에게 가르쳐주나요?

"그렇죠. 생리를 시작할 무렵에요. 일본은 어른이 되어도 생리통으로 고생하는 사람이 많죠. 통증이 근종이나 내막염의 징후인 경우도 있으니, 10대부터 단골 산부인과를 정해놓고 엄마와 함께 가서 몸속을 진찰하는 게 중요합니다. 내막염일 경우에는 훗날 임신에 영향을 끼칠 가능성도 있어요."

평소의 관리와 검진이 중요하군요. 자신을 마주보고, 트러블이 생기면 문제를

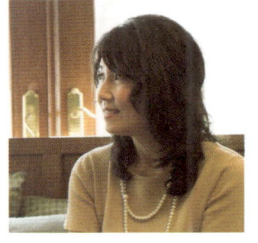

모리타 아츠코는 일본 식물요법의 일인자이자 St. Louis international 의 대표로, 프랑스 국립 파리 13대학에서 식물약리학을 공부했다. 귀국 후 일본에서 AMPP(Association Me'dicale pour la Promotion de la Phytote'rapie, 프랑스 식물요법 보급의학협회)의 인증을 받은 식물요법 전문학교 '르 부아 피토테라피 스쿨'(le bois Phytotherapy, 아로마테라피·허브요법 등 식물요법을 배우는 기관)을 설립했으며, 식물요법과 의료를 결합하고 상품을 개발하는 등 다방면으로 활약하고 있다.

개선해나가야겠지요.

"식물요법을 생활에 가볍게 적용했으면 해서, 코스메 키친과 협력해 '에르보리스테리'를 만들었어요. 에르보리스테리란 유럽에서 옛날부터 있었던 약초약국을 일컫는 말이죠. 저는 체스트베리나 레몬밤처럼 여성호르몬 분비를 촉진하는 허브 등을 상품으로 개발하고 있어요. 약 치료를 중시하는 사람도 있고, 불임 치료를 해서 결과가 나오는 사람도, 안 나오는 사람도 있습니다. 하지만 오가닉 라이프를 실천하면 모두의 인생이 앞으로 크게 바뀔 거예요."

제가 장담하건대, 정말로 바뀝니다. 결과는 10년 정도 후에, 그러니까 30대, 40대가 되면 나오겠지요.

"저도 병원에서 아이를 못 가진다는 얘기를 들어서, 40대 후반에 생길 줄 꿈에도 몰랐어요. 식물요법은 우리가 아무리 나이를 먹더라도 행복하고 건강하게 지낼 수 있게 만들어주죠. 피부나 머리카락을 아름답게 유지하기, 초조해하지 않기 등 식물 요법을 통해 여러 가지 케어를 할 수 있습니다. 허브는 약의 원점이에요. 식물 성분으로 항생물질과 진통제 등을 만든 역사도 있답니다. 곡물이나 채소도 식물이니, 음식과 음료를 조합해서 먹을 때의 황금률이 있어요. 오가닉 라이프란 매일을 뒷받침해주는 몸을 만드는 것입니다. 여성은 잘 때만이라도 질에 닿는 부분은 오가닉 코튼으로 감싸는 편이 좋아요. 촉감 좋은 오가닉 코튼으로 만든 속옷이나 파자마를 입고 자면, 몸을 뒤척이며 피부가 면에 닿았을 때 마사지를 받는 듯 피로가 풀립니다. 몸에 걸치는 옷, 먹는 음식, 그리고 호흡을 통해 자연치유력을 높이는 일은 매우 중요하답니다."

아츠코 씨의 말을 듣고 여성호르몬에 대해 다시 생각해보게 되었습니다. 일본인은 스트레스도 심각하죠.

"스트레스는 있는 게 당연해요. 집안 문제나 친구관계, 경제적 환경 등 스트레스의 원인에는 여러 가지가 있지만, 중요한 건 스트레스를 다루는 방법입니다. 스트레스 호르몬이 분출되고 있다는 자각이 없으면, 모처럼 섭취한 영양소가 거기에 낭비되어 노화가 일어나죠. 이를 방지해주는 물질은 졸릴 때 나오는 멜라토닌이라는 호르몬이고요. '잠의 호르몬'이라고도 불리는 멜라토닌은 난자의 노화도 방지해준답니다. 멜라토닌은 밤에 휴대폰을 보면 단번에 분비가 중단되니, 자기 전에는 되도록 최소한의 조명 속에서 느긋하게 시간을 보내세요."

쾌적한 생활에 허브의 힘을 더하면 보다 생기 있게 지낼 수 있나요?

"숙면을 취하면 스트레스가 줄어 몸이 회복됩니다. 몸속의 염증과 정신적인 부분도 리셋할 수 있어요. 반면 몸이 회복되지 않으면 다음 날로 스트레스가 미뤄져서 배로 늘어납니다. 피부가 나빠지고, 아토피가 생기며, 말이 거칠어지거나 주변에 푸념을 늘어놓게 되죠. 초조하고 불안해서 생각이 부정적으로 치닫기도 합니다. 솔직해지지 못하는 거죠. 그러면 아무리 성공해도 행복하지 않아요."

그런 악순환이 일단 시작되면 스스로 빠져나오기 어렵겠죠.

"오가닉 라이프의 진수는 식사와 호흡과 순환이에요. 식물이 방출하는 효소를 호흡을 통해 깊이 들이마시면 기분이 안정됩니다. 그럴 때 뱅 루주(적포도의 잎) 엑기스를 마시면 혈액이 전신의 모세혈관까지 퍼져서 산소가 구석구석까지 전달되죠. 그러면 체온이 올라가요. 인간은 체온 1도에 따라 면역력이 다섯 배나 달라집니다. 요즘 체온이 36도 이하인 저체온이 증가하고 있습니다. 자율신경이 교란되어 냉증을 일으키는 사람도 많고요. 그럴 경우 꼭 뱅 루주를 마셔보세요. 한편 에키나시아는 면역력을 높여주는 특별한 식물이에요. 그 침출액은 아이가 마셔도 좋고, 감기 초기에도 잘 듣습니다. 임신 중에도 안심하고 마실 수 있죠. 체력이 강해져서 면역력이 높아지면 체온도 높아지고 순환도 잘 됩니다. 그러면 밝고 건강히 지낼 수 있게 되죠. 체온이 낮으면 몸을 데워주는 약초를, 잠을 못 잔다면 스트레스를 조절하고 숙면에 효과적인 식물을 섭취하면 된답니다."

EPILOGUE

편집자 시절, 저는 개성 넘치는 여러 스태프들의 도움으로 갖가지 돌발 상황을 극복해왔습니다. 그때는 힘들다는 생각을 많이 했는데 돌아보니 그런 환경이 저를 단련시켰고, 지금 하는 일의 기초가 된 것 같습니다.
어떤 길을 걷건, 도중에 힘든 일이나 생각지도 못한 사건이 등장하기 마련입니다. 중요한 건 그럼에도 그 길을 착실하게 걸어나가는 것이겠지요. 포기하면 끝입니다. 그동안의 노력도 모두 허사가 되고 말지요. 좀 힘들더라도 자신의 신념을 믿고 꾸준히 나아가면, 머지않아 원하던 미래가 펼쳐질 거라고 믿습니다.

정신력은 체력입니다. 돌아보면 저의 열정은 다름 아닌 오가닉 라이프에서 힘을 얻었다는 생각이 들어요. 바쁜 일상에 매몰되지 않고, 어느 날 정신을 차려 제 몸과 마음의 소리에 귀를 기울이게 된 건 제 인생에 가장 큰 행운이었습니다. 또 그 마음을 행동으로 조금씩 실천한 덕분에 인생이 완전히 바뀐 셈입니다. 작은 행동과 실천이 모여 건강한 몸과 생각, 감정이 생겨났습니다. 그리고 그 생활이 곧 제 평생 직업으로도 연결됐으니 어쩌면 오가닉 라이프는 저와 떼려야 뗄 수 없는 관계입니다.
그 덕분인지 다행히도 주변에는 제게 자극을 주는 건강한 분들이 많습니다. 모두 일과 사생활을 자기 방식으로 즐기는 분들이죠. 보고 있으면 힘이 되고, 또 배우고 싶은 면이 많아서 저도 덩달아 조금씩 발전하는 느낌입니다. 누굴 만나고 어떤 영향을 받느냐 하는 것은 인생에서 무척 중요한 것 같아요. 특히 아이가 태어난 후 이런 생각이 더욱 강해졌는데, 이 또한 오가닉 라이프에서 얻은 큰 선물입니다.

앞으로의 시대는 어느 때보다 여성의 역할이나 생각이 무척 중요합니다. 좋아하는 일을 하면서 활기차게 살아가는 여성들이 점점 늘어날 테고, 더불어 아름다운 몸과 정신에 대한 관심도 커질 것입니다. 자신이 좋아하는 일을 평생 할 수 있다면 그보다 더 좋은 일은 없겠지요. 인생을 걸 만한 일을 만나는 건 큰 축복입니다. 그런데 하고 싶은 일을 찾아낸 사람은 아직 적은 것 같아요. 하지만 한번 생각해보세요. 저처럼 우연한 만남을 평생의 일로 키워낼 수 있을지 없을지는 본인에게 달려 있습니다.

오가닉 라이프는 저를 솔직하고 편안하게 지낼 수 있도록 이끌어줍니다. 저에게 맞는 것, 좋아하는 것을 적극적으로 찾고 생활에 적용하면서 스스로를 사랑하는 법을 알게 된 덕분입니다. 저는 진정한 오가닉 라이프란 꼭 오가닉 제품을 쓰는 것만 뜻한다고 생각하지 않아요. 하고 싶은 일을 즐겁게 할 수 있는 에너지를 만들고, 늘 편안하고 긍정적인 마음을 갖도록 스스로 조절하는 일이 더 중요합니다. 그런 몸과 마음 상태에 기본이 되는 것이 바로 우리가 먹는 것, 입는 것, 바르는 것, 그리고 소비를 대하는 마음이지요. 진정한 오가닉 라이프란 '건강한 생활'입니다.

저는 오래도록 소중한 사람들과 서로 도와가며 일과 인생을 즐기고 싶어요. 그래야 온기 넘치는 오가닉의 삶을 계속해서 고스란히 전할 수 있을 테니까요. 요즘은 함께 일하는 엄마들이 이상적인 방식으로 일할 수 있는 환경을 만들기 위해 업무 방식을 고민하고 있답니다. 저뿐 아니라 여자들이 함께 일하며 행복해지는 것도 무척 중요하니까요.

스트레스가 많은 시대, 그래서인지 몸도 마음도 밸런스가 무너진 사람이 늘어갑니다. 이런 때일수록 자신을 사랑해주는 시간이 필요해요. 특히 육아와 일을 병행하는 엄마들은 자신을 돌볼 시간이 너무 부족하죠. 그런 분들에게 제가 소개한 오가닉 라이프나 식물요법이 마음에 여유를 찾아주고, 새로운 인생을 여는 데 도움이 된다면 좋겠습니다.

언제나 저를 지지하고 도와주는 남편과 제 활력의 원천인 아이, 또 책을 내기까지 응원하고 아껴주신 모든 분들에게 감사의 마음을 전합니다. 앞으로도 오가닉 라이프의 장점이 널리 알려져 더 많은 사람들이 건강한 삶을 살 수 있길 바랍니다.

간다 에미

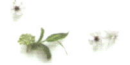
nanadecor

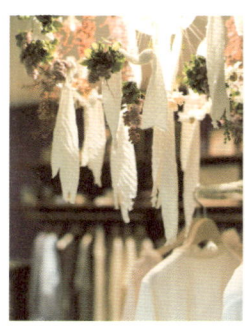 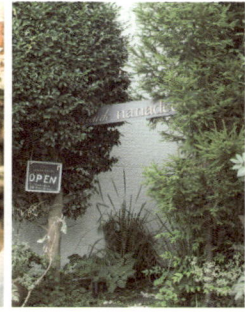 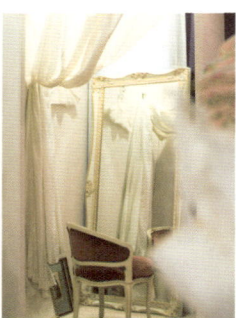

스스로를 소중히 여기는 사람을 위한 오가닉 코튼 브랜드 나나데코르. 건강한 티 살롱도 함께 운영하는 '살롱 드 나나데코르'(salon de nanadecor)는 오모테산도 뒷골목의 독채에 자리하고 있습니다. 신발을 벗고 들어오는 도심 속 휴식공간이죠. 나나데코르의 오가닉 코튼 제품과 패션 아이템 외에 오가닉 화장품, 잡화, 취향이 까다로운 분들을 만족시킬 만한 선물도 준비되어 있습니다.

salon de nanadecor
살롱 드 나나데코르(サロンドナナデェコール)
TEL 03-6434-0965
도쿄도 시부야구 진구마에(東京都渋谷区神宮前) 4-22-11
정기휴일: 월요일
영업시간: 12:00 P.M~7:00 P.M
www.nanadecor.com

PRODUCT INDEX

- 가와조에스야(有)(川添酢造(有)) TEL 0959-22-9305
- 가이코노사토(海幸の里) TEL 0957-74-5001
- 고쿠사이야(こくさいや) TEL 03-3925-0914
- 기타하라산교㈜(北原産業㈱) TEL 0120-12-1001
- 노교세이산호진 다케우치노엔㈜(農業生産法人 竹内農園(株)) TEL 0739-34-0137
- 노소하치미츠엔(能祖はちみつ園) TEL 095-885-2453
- 니혼그린팩스㈜(日本グリーンパックス㈱) TEL 03-3663-8745
- 닛토조조㈜(日東醸造㈱) TEL 0566-41-0156
- 데루쿠니 올리브 라보(照国オリーブラボ) TEL 099-223-0086
- 도츠카조조텐(戸塚醸造店) TEL 0554-62-6091
- 리마이케지리오바시텐(リマ池尻大橋店) TEL 03-6701-3277
- 마루산아이㈜(マルサンアイ㈱) (수신자 부담) 0120-92-2503
- 무소㈜(ムソー㈱) TEL 06-6945-5800
- 브라시노히라노(ブラシの平野) TEL 03-3852-5440
- 사쿠라이쇼쿠힌㈜(桜井食品㈱) (수신자 부담) 0120-668-637
- 오모차바코(おもちゃ箱) TEL 03-3759-3479
- 오사와재팬㈜(オーサワジャパン㈱) (수신자 부담) 0120-667-440
- 우미노세이㈜(海の精㈱) TEL 03-3227-5601
- ㈲가호쿠세이유(㈲鹿北製油) TEL 0995-74-1755
- 작은 섬의 올리브 밭(小さな島のオリーブ畑) TEL 0959-27-0253
- ㈱겐소이가쿠샤(㈱建草医学舎) TEL 0120-558-446
- ㈱미토쿠(㈱ミトク) (수신자 부담) 0120-744-441
- ㈱소켄샤(㈱創健社) (수신자 부담) 0120-101702
- ㈱스미야분지로쇼텐(㈱角谷文治郎商店) TEL 0566-41-0748
- ㈱야무야무(㈱ヤムヤム) TEL 0287-48-8177
- ㈱오무라야(㈱大村屋) TEL 06-6622-0230
- ㈱히시와엔(㈱菱和園) TEL 052-624-1125

- AMRITARA(アムリターラ) (수신자 부담) 0120-980-092
- Beaming Baby(ビーミングベビー) http://beamingbaby.jp/
- Broadcast Supply International(㈱ビー・エス・インターナショナル) TEL 03-5484-3483
- BROWN SUGAR 1ST(㈱ブラウンシュガーファースト) (수신자 부담) 0120-911-909
- CHOOSEE(チューズィー) TEL 03-5465-2121
- COSME KITCHEN(コスメキッチン) TEL 03-5774-5565
- Go Premiere(㈱ゴープレミア) www.go-premiere.co.jp
- J.C.B.JAPON(㈱ジェイ・シー・ビー・ジャポン) TEL 03-5786-2171
- LOGONA Japan(ロゴナジャパン) TEL 03-3288-3122
- nanadecor(ナナデコール) TEL 03-6434-0965
- Nature's Way(㈱ネイチャーズウェイ) (수신자 부담) 0120-060802
- NEAL'S YARD REMEDIES(ニールズヤード レメディーズ) (수신자 부담) 0120-554-565
- Peace81(ピース81) TEL 03-6427-2983
- Purnama International(㈱プルナマインターナショナル) TEL 03-5411-7872
- SHIGETA Japan (수신자 부담) 0120-945-995
- St. Louis international(㈱サンルイ・インターナッショナル) (수신자 부담) 0120-550-626
- STYLA(スタイラ) (수신자 부담) 0120-207-217
- Terracuore(テラクオーレ) TEL 03-5446-9530
- THREE(スリー) (수신자 부담) 0120-898-003
- Twiggy(㈱ツイギー) TEL 03-6434-0518
- WELENDA JAPAN(ウェレンダ・ジャパン) (수신자 부담) 0120-070-601

※ 이 책에서 소개한 내용 및 방법을 실행했을 경우, 효과와 효능에는 개인차가 있습니다.
※ 이 책에 기재된 정보는 2015년 6월 기준이며, 상품의 사양, 전화번호 등은 변경될 수 있습니다.

옮긴이 **이지수**

고려대학교와 사이타마대학교에서 일본어와 일본문학을 공부했다. 편집자로 일하다가 번역가로 전향했다. 텍스트를 성실하고 정확하게 옮기는 번역가가 되기를 꿈꾼다. 옮긴 책으로 『사는 게 뭐라고』 『죽는 게 뭐라고』 『저울이 필요 없는 폭신폭신 팬케이크』 등이 있다.

처음시작하는
오가닉 라이프

1판 1쇄 펴낸 날 2016년 4월 18일

지은이 | 간다 에미
옮긴이 | 이지수

펴낸이 | 박경란
펴낸곳 | 심플라이프
등 록 | 제2011-000219호(2011년 8월 8일)
주 소 | 서울시 마포구 양화로11길 46(서교동) 남성빌딩 4층
전 화 | 02-338-3338
팩 스 | 02-332-3339
이메일 | simplebooks@daum.net
블로그 | http://simplebooks.blog.me

ISBN 979-11-86757-06-2   13590

• 저작권법에 의해 보호를 받는 저작물이므로 무단전재와 복제를 금합니다.
• 책값은 뒤표지에 있습니다. 잘못된 책은 구입하신 곳에서 바꾸어 드립니다.
• 이 도서의 국립중앙도서관 출판시도서목록(CIP)은 서지정보유통지원시스템 홈페이지(http://seoji.nl.go.kr)와 국가자료공동목록시스템(http://www.nl.go.kr/kolisnet)에서 이용하실 수 있습니다.(CIP제어번호: 2016007133)